U0307744

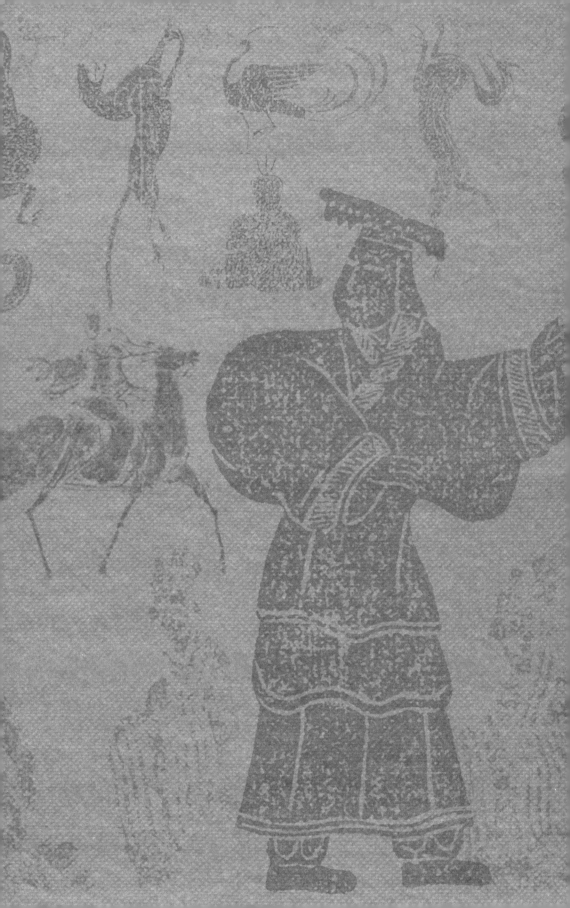

中国古医籍整理丛书

外科明隐集

清·何景才 著

江玉 闫颖 校注

中国中医药出版社

·北 京·

图书在版编目（CIP）数据

外科明隐集/（清）何景才著；江玉，闫颖校注.—北京：中国
中医药出版社，2016.12
（中国古医籍整理丛书）
ISBN 978 - 7 - 5132 - 3834 - 2

Ⅰ.①外…　Ⅱ.①何…　②江…　③闫…　Ⅲ.①中医外科
学 - 中国 - 清代　Ⅳ.①R26

中国版本图书馆 CIP 数据核字（2016）第 282204 号

中 国 中 医 药 出 版 社 出 版
北京市朝阳区北三环东路 28 号易亨大厦 16 层
邮政编码　100013
传真　010 64405750
保定市中画美凯印刷有限公司印刷
各地新华书店经销

*

开本 710×1000　1/16　印张 13　字数 122 千字
2016 年 12 月第 1 版　2016 年 12 月第 1 次印刷
书　号　ISBN 978 - 7 - 5132 - 3834 - 2

*

定价　39.00 元
网址　www.cptcm.com

国家中医药管理局
中医药古籍保护与利用能力建设项目
组织工作委员会

主　任　委　员　王国强

副　主　任　委　员　王志勇　李大宁

执　行　主　任　委　员　曹洪欣　苏钢强　王国辰　欧阳兵

执行副主任委员　李　昱　武　东　李秀明　张成博

委　　　　员

各省市项目组分管领导和主要专家

（山东省）武继彪　欧阳兵　张成博　贾青顺

（江苏省）吴勉华　周仲瑛　段金廒　胡　烈

（上海市）张怀琼　季　光　严世芸　段逸山

（福建省）阮诗玮　陈立典　李灿东　纪立金

（浙江省）徐伟伟　范永升　柴可群　盛增秀

（陕西省）黄立勋　呼　燕　魏少阳　苏荣彪

（河南省）夏祖昌　刘文第　韩新峰　许敬生

（辽宁省）杨关林　康廷国　石　岩　李德新

（四川省）杨殿兴　梁繁荣　余曙光　张　毅

各项目组负责人

王振国（山东省）　　王旭东（江苏省）　　张如青（上海市）

李灿东（福建省）　　陈勇毅（浙江省）　　焦振廉（陕西省）

蔡永敏（河南省）　　鞠宝兆（辽宁省）　　和中浚（四川省）

项目专家组

顾　问　　马继兴　张灿玾　李经纬

组　长　　余瀛鳌

成　员　　李致忠　钱超尘　段逸山　严世芸　鲁兆麟
　　　　　郑金生　林端宜　欧阳兵　高文柱　柳长华
　　　　　王振国　王旭东　崔　蒙　严季澜　黄龙祥
　　　　　陈勇毅　张志清

项目办公室（组织工作委员会办公室）

主　任　　王振国　王思成

副主任　　王振宇　刘群峰　陈榕虎　杨振宁　朱毓梅
　　　　　刘更生　华中健

成　员　　陈丽娜　邱　岳　王　庆　王　鹏　王春燕
　　　　　郭瑞华　宋咏梅　周　扬　范　磊　张永泰
　　　　　罗海鹰　王　爽　王　捷　贺晓路　熊智波

秘　书　　张丰聪

前　言

中医药古籍是传承中华优秀文化的重要载体，也是中医学传承数千年的知识宝库，凝聚着中华民族特有的精神价值、思维方法、生命理论和医疗经验，不仅对于传承中医学术具有重要的历史价值，更是现代中医药科技创新和学术进步的源头和根基。保护和利用好中医药古籍，是弘扬中国优秀传统文化、传承中医学术的必由之路，事关中医药事业发展全局。

1949 年以来，在政府的大力支持和推动下，开展了系统的中医药古籍整理研究。1958 年，国务院科学规划委员会古籍整理出版规划小组在北京成立，负责指导全国的古籍整理出版工作。1982 年，国务院古籍整理出版规划小组召开全国古籍整理出版规划会议，制定了《古籍整理出版规划（1982—1990）》，卫生部先后下达了两批 200 余种中医古籍整理任务，掀起了中医古籍整理研究的新高潮，对中医文化与学术的弘扬、传承和发展，发挥了极其重要的作用，产生了不可估量的深远影响。

2007 年《国务院办公厅关于进一步加强古籍保护工作的意见》明确提出进一步加强古籍整理、出版和研究利用，以及

"保护为主、抢救第一、合理利用、加强管理"的方针。2009年《国务院关于扶持和促进中医药事业发展的若干意见》指出，要"开展中医药古籍普查登记，建立综合信息数据库和珍贵古籍名录，加强整理、出版、研究和利用"。《中医药创新发展规划纲要（2006—2020）》强调继承与创新并重，推动中医药传承与创新发展。

2003～2010年，国家财政多次立项支持中国中医科学院开展针对性中医药古籍抢救保护工作，在中国中医科学院图书馆设立全国唯一的行业古籍保护中心，影印抢救濒危珍本、孤本中医古籍1640余种；整理发布《中国中医古籍总目》；遴选351种孤本收入《中医古籍孤本大全》影印出版；开展了海外中医古籍目录调研和孤本回归工作，收集了11个国家和2个地区137个图书馆的240余种书目，基本摸清流失海外的中医古籍现状，确定国内失传的中医药古籍共有220种，复制出版海外所藏中医药古籍133种。2010年，国家财政部、国家中医药管理局设立"中医药古籍保护与利用能力建设项目"，资助整理400余种中医药古籍，并着眼于加强中医药古籍保护和研究机构建设，培养中医古籍整理研究的后备人才，全面提高中医药古籍保护与利用能力。

在此，国家中医药管理局成立了中医药古籍保护和利用专家组和项目办公室，专家组负责项目指导、咨询、质量把关，项目办公室负责实施过程的统筹协调。专家组成员对古籍整理研究具有丰富的经验，有的专家从事古籍整理研究长达70余年，深知中医药古籍整理研究的重要性、艰巨性与复杂性，履行职责认真务实。专家组从书目确定、版本选择、点校、注释等各方面，为项目实施提供了强有力的专业指导。老一辈专家的学术水平和智慧，是项目成功的重要保证。项目承担单位山东中医药大学、南京中医药大学、上海中医药大学、福建中医药大学、浙江省中医药研究院、陕西省中医药研究院、河南省中医药研究院、辽宁中医药大学、成都中医药大学及所在省市中医药管理部门精心组织，充分发挥区域间互补协作的优势，并得到承担项目出版工作的中国中医药出版社大力配合，全面推进中医药古籍保护与利用网络体系的构建和人才队伍建设，使一批有志于中医学术传承与古籍整理工作的人才凝聚在一起，研究队伍日益壮大，研究水平不断提高。

本着"抢救、保护、发掘、利用"的理念，该项目重点选择近60年未曾出版的重要古医籍，综合考虑所选古籍的保护价值、学术价值和实用价值。400余种中医药古籍涵盖了医经、基础理论、诊法、伤寒金匮、温病、本草、方书、内科、外科、女科、儿科、伤科、眼科、咽喉口齿、针灸推拿、养生、医案医话医论、医史、临证综合等门类，跨越唐、宋、金元、明以迄清末。全部古籍均按照项目办公室组织完成的行业标准《中医古籍整理规范》及《中医药古籍整理细则》进行整理校注，绝大多数中医药古籍是第一次校注出版，一批孤本、稿本、抄本更是首次整理面世。对一些重要学术问题的研究成果，则集中收录于各书的"校注说明"或"校注后记"中。

"既出书又出人"是本项目追求的目标。近年来，中医药古籍整理工作形势严峻，老一辈逐渐退出，新一代普遍存在整理研究古籍的经验不足、专业思想不坚定等问题，使中医古籍整理面临人才流失严重、青黄不接的局面。通过本项目实施，搭建平台，完善机制，培养队伍，提升能力，经过近5年的建设，锻炼了一批优秀人才，老中青三代齐聚一堂，有效地稳定了研究队伍，为中医药古籍整理工作的开展和中医文化与学术的传承提供必备的知识和人才储备。

本项目的实施与《中国古医籍整理丛书》的出版，对于加强中医药古籍文献研究队伍建设、建立古籍研究平台，提高古籍整理水平均具有积极的推动作用，对弘扬我国优秀传统文化，推进中医药继承创新，进一步发挥中医药服务民众的养生保健与防病治病作用将产生深远影响。

第九届、第十届全国人大常委会副委员长许嘉璐先生，国家卫生计生委副主任、国家中医药管理局局长、中华中医药学会会长王国强先生，我国著名医史文献专家、中国中医科学院马继兴先生在百忙之中为丛书作序，我们深表敬意和感谢。

由于参与校注整理工作的人员较多，水平不一，诸多方面尚未臻完善，希望专家、读者不吝赐教。

国家中医药管理局中医药古籍保护与利用能力建设项目办公室

二〇一四年十二月

许 序

"中医"之名立，迄今不逾百年，所以冠以"中"字者，以别于"洋"与"西"也。慎思之，明辨之，斯名之出，无奈耳，或亦时人不甘泯没而特标其犹在之举也。

前此，祖传医术（今世方称为"学"）绵延数千载，救民无数；华夏屡遭时疫，皆仰之以度困厄。中华民族之未如印第安遭染殖民者所携疾病而族灭者，中医之功也。

医兴则国兴，国强则医强。百年运衰，岂但国土肢解，五千年文明亦不得全，非遭泯灭，即蒙冤扭曲。西方医学以其捷便速效，始则为传教之利器，继则以"科学"之冕畅行于中华。中医虽为内外所夹击，斥之为蒙昧，为伪医，然四亿同胞衣食不保，得获西医之益者甚寡，中医犹为人民之所赖。虽然，中国医学日益陵替，乃不可免，势使之然也。呜呼！覆巢之下安有完卵？

嗣后，国家新生，中医旋即得以重振，与西医并举，探寻结合之路。今也，中华诸多文化，自民俗、礼仪、工艺、戏曲、历史、文学，以至伦理、信仰，皆渐复起，中国医学之兴乃属必然。

迄今中医犹为国家医疗系统之辅，城市尤甚。何哉？盖一则西医赖声、光、电技术而于20世纪发展极速，中医则难见其进。二则国人惊羡西医之"立竿见影"，遂以为其事事胜于中医。然西医已自觉将入绝境：其若干医法正负效应相若，甚或负远逾于正；研究医理者，渐知人乃一整体，心、身非如中世纪所认定为二对立物，且人体亦非宇宙之中心，仅为其一小单位，与宇宙万象万物息息相关。认识至此，其已向中国医学之理念"靠拢"矣，虽彼未必知中国医学何如也。唯其不知中国医理何如，纯由其实践而有所悟，益以证中国之认识人体不为伪，亦不为玄虚。然国人知此趋向者，几人？

国医欲再现宋明清高峰，成国中主流医学，则一须继承，一须创新。继承则必深研原典，激清汰浊，复吸纳西医及我藏、蒙、维、回、苗、彝诸民族医术之精华；创新之道，在于今之科技，既用其器，亦参照其道，反思己之医理，审问之，笃行之，深化之，普及之，于普及中认知人体及环境古今之异，以建成当代国医理论。欲达于斯境，或需百年欤？予恐西医既已醒悟，若加力吸收中医精粹，促中医西医深度结合，形成21世纪之新医学，届时"制高点"将在何方？国人于此转折之机，能不忧虑而奋力乎？

予所谓深研之原典，非指一二习见之书、千古权威之作；就医界整体言之，所传所承自应为医籍之全部。盖后世名医所著，乃其秉诸前人所述，总结终生行医用药经验所得，自当已成今世、后世之要籍。

盛世修典，信然。盖典籍得修，方可言传言承。虽前此50余载已启医籍整理、出版之役，惜旋即中辍。阅20载再兴整理、出版之潮，世所罕见之要籍千余部陆续问世，洋洋大观。

今复有"中医药古籍保护与利用能力建设"之工程，集九省市专家，历经五载，董理出版自唐迄清医籍，都400余种，凡中医之基础医理、伤寒、温病及各科诊治、医案医话、推拿本草，俱涵盖之。

噫！璐既知此，能不胜其悦乎？汇集刻印医籍，自古有之，然孰与今世之盛且精也！自今而后，中国医家及患者，得览斯典，当于前人益敬而畏之矣。中华民族之屡经灾难而益蕃，乃至未来之永续，端赖之也，自今以往岂可不后出转精乎？典籍既蜂出矣，余则有望于来者。

谨序。

第九届、十届全国人大常委会副委员长

许嘉璐

二〇一四年冬

许
序

三

王 序

中医学是中华民族在长期生产生活实践中，在与疾病作斗争中逐步形成并不断丰富发展的医学科学，是中国古代科学的瑰宝，为中华民族的繁衍昌盛作出了巨大贡献，对世界文明进步产生了积极影响。时至今日，中医学作为我国医学的特色和重要医药卫生资源，与西医学相互补充、相互促进、协调发展，共同担负着维护和促进人民健康的任务，已成为我国医药卫生事业的重要特征和显著优势。

中医药古籍在存世的中华古籍中占有相当重要的比重，不仅是中医学术传承数千年最为重要的知识载体，也是中医为中华民族繁衍昌盛发挥重要作用的历史见证。中医药典籍不仅承载着中医的学术经验，而且蕴含着中华民族优秀的思想文化，凝聚着中华民族的聪明智慧，是祖先留给我们的宝贵物质财富和精神财富。加强对中医药古籍的保护与利用，既是中医学发展的需要，也是传承中华文化的迫切要求，更是历史赋予我们的责任。

2010 年，国家中医药管理局启动了中医药古籍保护与利用能力建设项目。这既是传承中医药的重要工程，也是弘扬优秀民族文化的重要举措，不仅能够全面推进中医药的有效继承和创新发展，为维护人民健康做出贡献，也能够彰显中华民族的璀璨文化，为实现中华民族伟大复兴的中国梦作出贡献。

相信这项工作一定能造福当今，嘉惠后世，福泽绵长。

国家卫生和计划生育委员会副主任

国家中医药管理局局长

中华中医药学会会长

王国强

二〇一四年十二月

王序

二

马 序

新中国成立以来，党和国家高度重视中医药事业发展，重视古籍的保护、整理和研究工作。自 1958 年始，国务院先后成立了三届古籍整理出版规划小组，分别由齐燕铭、李一氓、匡亚明担任组长，主持制订了《整理和出版古籍十年规划（1962—1972)》《古籍整理出版规划（1982—1990)》《中国古籍整理出版十年规划和"八五"计划（1991—2000)》等，而第三次规划中医药古籍整理即纳入其中。1982 年 9 月，卫生部下发《1982—1990 年中医古籍整理出版规划》，1983 年 1 月，中医古籍整理出版办公室正式成立，保证了中医古籍整理出版规划的实施。2002 年 2 月，《国家古籍整理出版"十五"（2001—2005）重点规划》经新闻出版署和全国古籍整理出版规划领导小组批准，颁布实施。其后，又陆续制定了国家古籍整理出版"十一五"和"十二五"重点规划。国家财政多次立项支持中国中医科学院开展针对性中医药古籍抢救保护工作，文化部在中国中医科学院图书馆专门设立全国唯一的行业古籍保护中心，国家先后投入中医药古籍保护专项经费超过 3000 万元，影印抢救濒危珍、善、孤本中医古籍 1640 余种，开展了海外中医古籍目录调研和孤本回归工作。2010 年，国家财政部、国家中医药管理局安排国家公共卫生专项资金，设立了"中医药古籍保护与利用能力建设项目"，这是继 1982～1986 年第一批、第二批重要中医药古籍整理之后的又一次大规模古籍整理工程，重点整理新中国成立后未曾出版的重要古籍，目标是形成并普及规范的通行本、传世本。

为保证项目的顺利实施，项目组特别成立了专家组，承担咨询和技术指导，以及古籍出版之前的审定工作。专家组中的许多成员虽逾古稀之年，但老骥伏枥，孜孜不倦，不仅对项目进行宏观指导和质量把关，更重要的是通过古籍整理，以老带新，言传身教，培养一批中医药古籍整理研究的后备人才，促进了中医药古籍保护和研究机构建设，全面提升了我国中医药古籍保护与利用能力。

作为项目组顾问之一，我深感中医药古籍保护、抢救与整理工作的重要性和紧迫性，也深知传承中医药古籍整理经验任重而道远。令人欣慰的是，在项目实施过程中，我看到了老中青三代的紧密衔接，看到了大家的坚持和努力，看到了年轻一代的成长。相信中医药古籍整理工作的将来会越来越好，中医药学的发展会越来越好。

欣喜之余，以是为序。

中国中医科学院研究员

马继兴

二〇一四年十二月

校注说明

《外科明隐集》为清末外科医家何景才所著。何景才（1848—?），字羡亭，顺天府三河县（今河北省三河市）人。晚年撰成《外科明隐集》，于 1902 年刊行问世。全书共 6 卷，记载了其外科临床三十余载的宝贵经验及心得体会。

本书现存清光绪二十八年（1902）北京琉璃厂文光楼福善堂刻本及清光绪何氏刻本。经比对发现，福善堂刻本具有明确的刊刻时间，扉页上有牌记一页，刻印了刊刻者姓名、时间等。较何氏刻本多了友人石钰亭，其侄何温祥，杨之襄三篇序的内容。除此之外，两个版本在内容、字体及版框大小、行数、字数等均相同。存于中国中医科学院图书馆、首都医科大学图书馆等。此次整理，以福善堂刻本为底本，《医宗金鉴·外科心法要诀》《外科正宗》《疡医大全》的通行本为他校本，校勘参用本校、他校，慎用理校。

本次整理方法和原则如下：

1. 统一简体横排，并加标点符号。

2. 底本中的异体字、古今字、俗写字，统一以简体字律齐，不出校；底本中字形属一般笔画之误，如壮、状混淆，日、曰混淆，嬴、赢混淆，己、巳不分者，径改，不出校记；底本中的通假字，一律保留，并于首见处出注说明。

3. 对书中个别冷僻疑难字词加以注音和释义，原书中的误文、有本校或他校资料可据者，据本校或他校资料改；无本校或他校资料可据者，据文义改，并出校记。原书中的少许脱文、有本校或他校资料可据者，据本校或他校资料补，并出校记。

4. 中药名力求规范统一。原书中药药名的不规范用字，一律径改为现行通用字词，不出校。如"泽泄"改作"泽泻"、"芒消"改作"芒硝"、"英粟壳"改作"罂粟壳"、"梹榔"改作"槟榔"、"石羔"改作"石膏"、"同绿"改作"铜绿"、"连召"改作"连翘"、"菥莶草"改作"豨莶草"、"班毛"改作"斑蝥"、"大风子"改作"大枫子"、"鬃炭"改作"棕榈炭"。

5. 原书中表示上下文的"右""左"统一改为"上""下"，不出校。

6. 原书目录中、卷次前"外科明隐集"及卷一、卷三、医案录汇卷上、医案录汇卷下"顺天三河县何厂羡亭何景才著，门人王懿生、杨景瑞，男：温良，同较"等字样，今一并删去。

7. 底本目录与正文不符，正文正确而目录有误，据正文订正目录；目录正确而正文错漏，据目录订正正文，并出校记。

8. 原书刻有助资序，现予以删除。

外科明隐集序

医者，义也。义者，乃系合乎全体大用之理也。为医之道，宜当深求远鉴，穷追尽性，非是草率苟论之事也。古者选医择人而用，非老诚谙练、仁德素著、精明豁达者不可任。今人骄狂傲慢，自矜自夸，贪婪无礼，不懂仁义，多猜善疑之辈，若得医门之一二，便觉其能，每多误证。桉①习医之道，关乎性命，多有不易之处。有才须得有功，有专须得有悟；有才无功不能近道，有专无悟不能成名，四者缺一恐难尽细。爱命君子好名德者，务须勤专。每逢好而不专之人，定是半途而废。故而圣人云：道也者，不可须臾离也；可离，非道也②。为医之道，若能明澈儒理，多读医书，儒医贯通，则精妙自生，熟能生巧，悟可达情。得失之中，倍加意思，则一理贯通，百理全明。外科虽是医门隅岐③之道，亦宜辨分经络，细参形色，深明治法，熟读歌句，可备临疾达用之妙。余今历阅疮科三十年余，实非祖传，又无师授，况且幼而失学，《论》《孟》犹未及读，止系中年好医，兼之专工勤诵，聊悟疮科之一二。窃思前贤遗著，外科其中诸因之理，或有粗意未尽其细者，余今故将内外三因之情，究细成歌，以备好医君子易于读诵。又于阴逆歌论之间，择要加注。外增险、顽、败三歌，并而为五，名曰

---

① 桉：《说文·木部》："桉，同案。"《正文通·木部》："案，据也。通作按。"

② 道也者……非道也：出自《礼记·中庸》。

③ 隅岐：角落，分支。

"五痆①。五痆者，分论症之轻重形象也；三因者，统言受病之情由也。又自三因之中辨解十三因，著句歌括以分受灾各原分，名曰风、寒、暑、湿、燥、邪、火、毒、郁、痰、气滞、血瘀、阴虚等因。原歌之中，聊言治法，加以注解，略陈大概，以备同道君子习诵得便，渐可近乎道矣。余今择古余意，备录情形、治法，原为余暇悟读之用，非可临疾察症之用也。此论若系近在如今巧学医者之上，一毫亦无用处。近时巧学之医，止用两张膏药，专凭一门蚀法，内服之剂，其尚未得闻乎，焉能用得著此等絮繁之论哉！其言亦有一篇理说，疮患原生在外，内服之药用他何干？竟将诚中形外之语，弃于化外。岂知生死反掌之时，全凭内服之药，方能扶危得安。患者若至存亡两界之际，外上之药，即有奇珍异宝，亦是无用之物。即便就是溃后，性命已然无忧，外上之药，法不应症，亦是虚投妄费。究情确理，总是成名不容易，容易难成名也。

光绪壬寅年

何景才题

---

① 痆：病弱。《集韵·业韵》："痆，羸也。"

石　序①

　　昔陆宣公②晚年好医，意存斯道。有关全生之德，范文正有"不愿为相，愿为良医"之赞。余自幼年向慕此道久矣！或遇急于友难之际，聊尽阅察投方之意，盖因未逢确道之人。忽于壬寅仲春，有羡亭何子相同素友履斋先生，系其同族者，持医书稿求刊存板。细参其道，实乃好善济生之意，可谓《金鉴》③之补梯，暴患之师表，疗毒之奇闻，歌论之超群。阅其大端，深明经旨之宗。思斯首用汗散，次济滋补之全法，始悟《正宗》④之书，不明汗散之道，妄立多方之误，诚属弃头论尾，失前顾后，有失全体达用者也。余虽代刊损利，情甘与何子同善并名焉。

良邑石钰亭敬序

---

　　①　石序：二字原无，校注者据体例加。

　　②　陆宣公：即陆贽（754—805），字敬舆。吴郡嘉兴（今浙江嘉兴）人，编录《陆氏集验方》50卷。唐代政治家、文学家，谥号宣，故有此称。

　　③　金鉴：即《医宗金鉴》。

　　④　正宗：即《外科正宗》，明代陈实功编著的外科专著。

何　序①

　　家族叔羡亭，少读书甫半载，以耕遂弃去。性喜医，若有
夙悟。遇外科诸书，得间便研习，以是通疡科治法。乡村远近
延医，辄应之，无不经手奏效，而从未一索其资。积年久，每
以医书之旨验之临证，以临证所经验者揆之医书，参观互考，
确然得其所以然之理，因著书四卷，名曰《外科明隐集》。盖藉
以证得心之学，而非欲以问世也。乡里诸君感其施医之义，既
不忍心湮其名，又以是书之作，于外科义理发挥尽致，一旦行
之于世，传之其人，用以收疗治之功，而修《周礼》疡人之
典②，其为益岂浅鲜哉！因请捐资付刊，施以济人，家族叔辞
不获已，遂听其请镂板京师，温祥实操其事，因并约诸友之官
京外者共襄斯举。书既成，爰缀数语于简端以志厓略③。

　　　　　　　　　　　　　　壬寅腊八日侄何温祥谨识于都门

---

　　① 何序：二字原无，校注者据体例加。
　　② 《周礼》疡人之典：《周礼》最早将医学分为食、疾、疡、兽四科，
疡医是治疗外科疾患的医生。《周礼》用以作为外科医生的典籍。
　　③ 厓略（yálüè 崖掠）：梗概，大略。

杨 序[1]

　　壬寅冬嘉平[2]五日，访余友何履斋于宝三元蜡店。谈既竟，履斋出其族叔何君羡亭所著《外科明隐集》，索序于余。遂携书归，挑灯展读，见其歌论方法，条分缕晰，其间精言至理，皆能发前人所未发，广疡科所未备，所谓择术能精，融会贯通者，非耶！然闻羡亭不业儒，何以于外科医理能洞明若是，盖其中亦有说焉。羡亭专力外科三十余年，苦志钻研，无或懈是，其志诚，诚则能明。俗医惟利是图，其志也昏。羡亭施治乡党，不索资，不渔利，一以济世活人为心，是其心公，公亦生明。此所以穷极精微，能为外科明其隐也。且是编所著，皆数年来阅历经验，确有所见，岂隔靴搔痒之谈哉！世之贤者，慎勿以文不雅驯，而忽其折肱之精义也。于是乎书。

子襄杨乃赓识于京寓

---

① 杨序：二字原无，校注者据体例加。
② 嘉平：腊月的别称。

医案①序②

外科之艺，不易习学者，有多难之处。世传不能久，因子不能读父书，虽有秘方，久而必然湮没；儒家不能入，因前书图方繁乱过多，而不得确定入门之道；内医不能专，因开割砭刺，人每惊骇。诸难不易之间，致有乱道之辈，偷门得入，识字无几，冒充医道，其情原因生心贪婪，不顾天理，行险滥治，不以生命为重，行此残忍之事，久而反觉德能，患者每被其害。余忧斯道，长夜焦懆③。并非忧己之困钝不通，实为后世受患者难逢明医，每遭贪俗之害，因而每常痛恨。虑为性命起见，夜不顾寝，深参患理，至今三十年余，朝夕临症，心察目观，成此前集。因论四要简法方药，开刺确法，实为后贤得门易入，以杜后世乱道俗风，复振医宗正路。但愿内医代行此道，儒贤启怜入门，德莫大焉。余著前集，虽云简便，近在初学者，恐仍不易，复将向日以来，治过应效等症，特著上下二集，各自分门汇录为十，名曰《医案录汇》。将险阴四症，集为上册，即四要各症；将杂患六门，集为下册，备录以预后贤临疾察情用法，可得其便。仍恐不致其细，又于每案之后，加以愈理致切注论，以备好善君子，久而则可明于因情药性等义，渐可入于德乡矣。

前后集中，所有方内药味，多有未言分量钱数者，用时宜

---

① 案：原作"按"，据文义改。
② 医案序：此序原在医案录汇卷上前，提至此。
③ 懆（cǎo 草）：忧虑不安。

当桉其症理所偏，宜轻宜重用之。假如遇治一症，风寒毒邪，四因兼现均等，药味分量亦俱宜用均等；四因之内，如风盛别轻者，荆芥、防风宜当多加钱数；如寒盛别轻者，肉桂、干姜宜当多加钱数；如毒盛别轻者，银花、地丁宜当多加钱数，其余等理皆然如此。药味应轻者①以一二钱为则，药味应重者以三四钱为则，勿可以定法之理为拘，全在医之通变也。

前集方歌，并此集散方，内有所用药名，每将一字单言者，初学之医，未免恐有不明之处，特此分明其义。每言二活者，即羌活、独活也；二胡者，即柴胡、前胡也；参术者，即人参、白术也；桂附者，即肉桂、附子也；荆防者，即荆芥、防风也；芎归者，即川芎、当归也；乳没者，即乳香、没药也；芍地者，即芍药、地黄也；陈半者，即陈皮、半夏也；麦味者，即麦冬、五味子也；芪桂者，即黄芪、肉桂也。余皆如然。

前后集中之药，无论绵溃、通溃诸患，但系溃后，各症所用滋补等药，如地黄必宜熟地；黄芪、甘草、罂粟壳必宜蜜炙；苍、白二术，赤、白二芍，必宜土炒。其余溃前肿毒等症，除罂粟壳应用蜜炙，余者皆以生用。勿可不慎，而致不效，反有所伤也。

每用酸枣仁，治神痓多睡之症，必宜生用。若治神虚不眠之症，必宜炒透，令煳黄色方妙。

每用罂粟壳，治诸疼之患，借其乖速之性，以助滋阴通阳之力；或治滑肠泄利之症，亦系借其佐助补敛之力，务必去净其子，将壳用蜜炙透方可，否则有害。现在药铺卖剂，每或省工为事，将生的发付，不知医者治病之难，病者受害，终仍不

---

① 者：原脱，据下句补入。

知错之何所。余治杨姓一女，烦闷不眠，用归脾汤，明写炒枣仁，药肆以生枣仁秤给，服后反加不眠。察其枣仁，始知其故。复将原方枣仁炒黄煳色捣用。三四剂，病皆消除。又治王姓一友，并李姓一妇，虚疼兼泄之疴。方内所开蜜炙粟壳，药铺止以生整粟壳发给。煎药时，病家将壳揉碎，并子同煎。病者服下，等时抽搐肢冷，神昏将死，幸而速用绿豆汤、甘草汤解之方苏。后有友人云：其邻居有儿女三幼，因煮罂粟子而为戏，饮其汤，三者死其二。始知罂粟子，或生食，或炒食，皆无害；惟煮食饮汤，则能害人。为医用方，若失察照，倘有错误隐冤之理，何得所白？

此前、后集中之序，俱是关合医理致要等节，皆非余谈浮语，读者勿为卷外之闲序云。

内科病久，外科溃后，医者用方必以人参为君，而诸虚之证服之实能立见影响。医者投方意在得效受功，病家服药望求下喉病除。不知用整参者，与捣碎大有悬殊。向来药铺卖方，专以全参整给，病家岂知确情，止可整入铫①中煎熬服用。按其整参坚而干实，初煎犹然未软，止得微力；次煎亦不过得其半力。药虽应证，而因人参整用，未得全效，医者终未悟其致理。但愿后贤，临证开方，务将人参之下，附加"捣碎"二字，病者服之得其全力。岂非医、病二家，并得其益焉。

本堂立论，用葱白汤催汗之法，必宜用于服药之后，胜强用酒为引多矣。酒之为引，性烈而刚，用治暴患，恐有助邪伤真之理。按诸经本草，论葱之力，性阳而柔；又云发汗药中，得葱白能行周身。余用此法，每必得汗；如不见汗，遂次连服，

---

① 铫（diào 调）：煎药器具。

兼以探吐，即能见汗。古贤云探吐之法，即得汗散之功。此二理并论之说是否，临证试则可明。

仁人君子，有心济世，求读医书，勿可虚功自误，必须择书之虚实，然后用功为要。医书流传甚多，来由有真有假，非同别书可比。论其真假之理，未入医门之人，实难考较。按前代以致现今，著医书者，有实功尽理之书，有以财买名之书。何为实功尽理之书？其书出于前贤，精明医理，屡经多见，不忍湮没其法，刊传济众，其乃近乎仁德者之所为。何为以财买名之书？其书出于富家，杂采群方，而为己能，哪管贻误永世。仍有效尤者，其乃不知愧颜者之所为。按望名虚谬之书，甚有二三十部之多。察其各书方论，互相同法者数数。或有理论不通者，或有强才妄言者，每至临证投方，多有不验者。以久病用之不效，犹可另治；以暴患用之不效，每致误命。奉劝今之求入医门者，无论何等医书，必以语皆通贯，首尾豁达者读之，庶无妄误。

凡治证莫远前代明医成方，如遇方病微异者，亦当照其古法加减，必有成效。余治证一世，从来未舍古方，更且获验捷速，可知古人机深意奥。故而本集皆以古方著载，并未自立一方。何岂今人，每以自出己见为能，而废先贤遗法。究竟此等忘本追俗之狂夫，终难成其大器焉。

初入医门之儒贤，不明成方药性者，未免难进此道。若欲明于医方药性之道，必以汪讱庵之《医方本草合篇》① 读求，乃为致明易简之道，勿可妄购他书而成望洋之误也。

此医案原分十门，每门俱系各占一篇之首，现在刻成，俱

① 医方本草合篇：当为《本草医方合编》。

皆连抄不分。随案俱有注论，或一二段至三四段不等，概应让缩一头之字为式，现已刻成，止将首段让缩，其余之字俱顶满格，实系抄录者之错，读者量必包含一二。如有翻刻者，必皆更正，以免贻笑远方为感。

附　序①

　　余因幼年家寒失学，未暇读书，即务食店。勤行之碌，择间追习疡科，强颜不耻求问。既长，父亡弟幼，归家改务农田，忙劳日可三餐，旷误则无所济。患者日寻积门，何忍言情问礼。贫者艺药并施，富者疮愈任谢，非望善有余庆，止知为善最乐。近年五十有五，一子性函庸钝，虽然世运未通，实感亲友仰敬，故将前后医集承众资力相助，付梓刊成，以望寿世。按此医案十门，犹觉理之未尽，有能续著每案者，即吾同志之友；有能印施此书者，即吾同德之友。施善书，止能劝贤，难以化愚；施医书，不但济德，犹可全生。劝善之德，全生之德，孰轻孰重，贤者自有定鉴。吾教劝善施德，经语多与圣道相合，而曰人生尘世，不可空碌而回。行德之道有四：有财帛功德；有身体功德；有舌喉功德；有传音功德。余幼年家寒，长运不通，犹知以身体功课，达报造化之灵明，不知积财多贯者，果何所用？

光绪二十八年菊月②

何景才附序

附
序
──
一

---

①　附序：二字原无，校注者加。此序原在医案录汇卷上前，提至此。
②　菊月：九月。

目　录

卷 三

卷 四

医案录汇卷上

医案录汇卷下

卷 一

辨俗论①

医学之道，知名莫若明理，知理须当知治，知治犹宜辨法。其原总因病无常理，药无常方之说。近今每有一等浮滑乖巧之辈，功专知名某某，口诵三五方歌，便觉得能。偏巧遇着他病之家，闻知信然，亦不管自己得的是什么病证，便将一命付之其手。行险妄治，命遭枉陷。休说病家不知道怎么死的，连治病之人还不知怎么死的哩。如此之病家，如此之医家，真是"两贤"相遇！

举世之人，皆知得病乱投医之语，若是投着有一二成之医者，还算病人之万幸，若是投着不知天良有愧之辈，专以大胆行险，混治得效受功，倘若治死，亦没赔本。如此之错，据吾思之，亦不竟在冒充妄治之人上，多半是病家不明，其自误也。看起来得病乱投医，不如得病须择医，为最要也。

前贤著录外科之书，立有图章证式，附证治法成方。虽为指明者之师，又是陷愚者之阵，余论何致反复之说。明者得其书，熟读深悟，久而自能入道成名；愚者虽有其书，亦不过临证翻察，照书投方。岂知证有定名，犹无定理者之说。方投已尽，证终未效，束手无法，自然远斯道矣。余今故而立此，多增歌句，少言图方之法，引指贤者由明理而入道，以免愚者简功之误也。每闻愚者云某家有好医书方法，某方治好过某证，

① 辨俗论：此论原位于外科明隐集序后，据其内容及体例乙转。

此俱愚者凭书而误艺也。若止凭书为妙，不以功课入道，书铺伙友皆为百行通矣。

辨俗歌①

医门原与圣道通，奥若渊海义无穷。奸诈骄狂休令任，实学远鉴不夸能。临疾三思犹当慎，脉理九候细察情。古人千学恐未尽，今医一观便觉成。好而不专终庸浅，专而兼悟定高明。得病投医更且要，医掌之中关死生。君子守正无妄误，小人行险每贪功。病家如果皆明鉴，庸医俗子怎托空②。

医学之事，关乎性命之德，乃贵贱通用之道。山野乡僻常有怀才之人，而文理欠学者，意欲求医之明，每因文深所误。余因虑及入道碍难，故成此书。每多直言无文，虽系有益于庸众，确乃贻笑于贤贵矣。

增补《金鉴·外科》诸论歌

余乃僻乡愚夫，一无医职，二未成名，三欠儒文，何敢成名妄行增改。余虽粗鄙，深知得罪之理，只可伏恳诉明。

按高宗纯皇帝③，念及生民之疾难，谕旨医院成书，传播天下。虑恐后世之人不得深入医门之细，生民不得同登寿域之乡，书名曰《医宗金鉴》。所著诸门症理按内科等法，无处不精，无

① 辨俗歌：此论原与辨俗论一起位于外科明隐集序后，据其内容及体例乙转。

② 空：其后本有"何景才题"，按体例删。

③ 高宗纯皇帝：即清乾隆帝，庙号高宗，谥号法天隆运至诚先觉体元立极敷文奋武钦明孝慈神圣纯皇帝，简称高宗纯皇帝。

外科明隐集

二

微不细，诚为万代归宗之总束，医门封印之尽法。止①于外科，略有未尽细者。余今揣思，外科系属隔岐小门，成书之时，或者不以为意，或者院使御医二老先生，委之于众医官所著，故致疏于其细，亦未可定。余今情甘领罪，直指外科诸论中之致误等处，以戒后世庸俗妄治误命之咎。论理系得罪前代医臣，究细系得罪陈实功矣。按《金鉴》外科，多系照着《正宗》所著，其中又有洞明致细之处，如经络论、脉理论、辨疼、辨肿、辨脓、砭法、溃疡主治等歌论，实称奥妙，可谓出于经验之致精者，后学不可忽失，宜当宗旨。余所妄言，是否得罪深重，非敢展己之能，实为性命起见。叩望倘能赦宥，感恩实出幸外矣。

《金鉴·总论歌》本堂②加注

痈疽原是火毒生痈疽二字，可以同呼，不可同论。痈者，乃系属阳，红肿疼热之疮也。疽者，乃系属阴，皮色不变，起发迟缓之疮也。痈既为阳，疽既为阴，岂可以"原是火毒生"总言为提纲？此歌首句，便则糊泥阴阳之理。倘若后学初入医门，率此而宗，皆以火毒之理为治，投施寒凉降消之药，肉脉受其凝滞，阴愈盛而阳愈败。气血受其克伐，消不得消，溃不得溃，症虽败坏，医者终不省耶！勿可不慎！此句余将痈疽分格为句，以别阴阳，非应并论，成歌附后。经络阻隔气血凝。

外因六淫八风感，内因六欲共七情。饮食起居不内外，负挑跌扑损身形。膏粱之变荣卫过，藜藿③之亏气血穷自饮食起居至

---

① 止：通"只"。仅。《景岳全书·外科钤下·囊痈》："仍以前汤止加黄柏、金银花。"

② 本堂：古时药店称堂，医药一体。本堂即何氏开设的明德堂，代指作者本人。

③ 藜藿：藜，一年生草本植物，嫩叶可食。藿，豆叶，嫩时可食。藜藿，泛指粗劣的饭菜，引申贫苦之人。

藜藿之亏，俱属不内不外之因。天气不正，降染之灾为外因；自不慎重之患，为不内不外之因；由人情所关成病为内因。医者临症俱当辨晓明确，否则非属精于医学者也。以前六淫八风，七情六欲，内外三因，余另有成著究细等歌，以备读记。疽由筋骨阴分发，肉脉阳分发曰痈以上二句，方始发明痈阳疽阴深浅之理。疡起皮里内之外，疮生皮肤疖通名此二句将疮、疡、疖，分居皮肤肉之间为论，实属错谬矣。疮者，乃系外科阴阳大小一概总称之字也，何可以浅居定位而言之。疡疖二字，确可言形定处。大约之理，总是疖疡二症，皆生皮肉之间。疡略小而疖略大，疡有头而聊尖，疖头圆而高纵。此二者，虽然俱属阳症中之轻患，但当以大小尖圆形状之为分可也。疡者，乃外科中致轻之患也。参古之义可知其确。古人不言疮科，而言疡科者，乃系避重就轻，恐其病家闻而恶恢之意。况且古用"易"字为"陽"，加以疒傍①，可明其患之轻而属阳也，非是疡与疮二者同义之说也。莫若将此二句删而不论也，无甚误。阳盛焮肿赤疼易，阴盛色黯陷不疼余将"色黯陷不疼"，改"色常漫肿平"。接增二句云"久渐现热疼难转，失治溃后痞病成"，方可合乎阴症之象。半阴半阳不高肿，微疼微焮不甚红。原歌以前之论，俱系分确阴阳深浅大概之理。余将其外有名难分阴阳数症成歌，续加此下，以奉习者。可明症情多繁，并非一论之理也。

本堂增补改著《总论歌》

总论歌出《金鉴》中，余陋增加补续情。统言大概提纲理，后学精慧道自生。

痈肿多由火毒起，高肿疼热症属轻。疽发深险色不变，平漫久迟渐热疼。

细情另有三因理，总关经络气血凝。外因六淫八风感，内

---

① 疒傍：即"疒"部，本句谓"易"为"陽"古字，又加"疒"部演化为"瘍"。"傍"同"旁"，旁边，侧。

因六欲共七情。

饮食起居不内外，负挑跌扑损身形。膏粱之变荣卫过，藜藿之亏气血穷。

疽由筋骨阴分发，肉脉阳分发曰痈。阳盛焮肿赤疼易，阴盛色常漫肿平。

久渐现热疼难转，失治溃后疮病成。半阴半阳不高肿，微疼微焮不甚红。

时邪宽延形色恶，附冷拘紧溃异脓。患由外因厉气中，促生暴溃是其情。

疔毒原生如粟米，麻痒木硬不知疼。三五日内自溃绽，顶陷内坚难化脓。

表里互现七恶犯，傍肿起疱走黄名。瘰瘤难辨阴阳理，久累缠绵缓慢形。

流注多由病后现，三五联络久方疼。形色似阳高肿起，非比痈毒圆热同。

痰疱结核分深浅，丹毒疥癣各有形。症有相似须格辨，学无尽理在勤功。

五善见三能可愈，七恶逢四多难生。临症色脉须详察，治法温凉补汗攻。

善治伤寒杂病易，能疗痈疽肿毒精。

《金鉴·阴症歌》本堂加注

阴症初起如粟大，不红不肿疙瘩僵，木硬不疼不焮热，疮根平大黯无光。既是阴症，何言如粟不肿疙瘩僵。阴症者，漫肿无头，初疼隐隐，起发迟缓者是也。若是初如粟米，不疼不热，必定麻痒促发，多是疔毒，本属险症。此歌以阴险并论，恐难尽乎致细。本堂故增险症一论，以便易于明治。七朝之后不腐溃，陷软无脓结空仓。阴阳二症，以急缓形色为分。七朝之后，即便不溃，也不准就算阴症。痈肿阳毒之症，尚有半月之外，犹然未溃者多矣。疮即属阳，而患者真气素弱，起发便不应期，岂可以七朝之后，即定阴阳之理者乎？"陷软无脓结空仓"之句，多似逆症之象，焉可合乎阴症？疮患既溃，软腐不脱，内陷空塌，始终无脓者，必死，岂可与阴症并论乎！以下余不嫌耻陋，另著阴症一歌，以奉同道。

本堂改著《阴症歌》

阴症为疽理当详，不红不热皮色常，初肿不高宽漫硬，隐胀渐次疼难当。

原生深险附筋骨，总关阴凝脉滞伤。缠绵不消难溃腐，郁久为阳现淡光。

外透隐红内残坏，未溃神衰面白黄。已溃脓多稀腥秽，内陷宽染似空囊。

久成劳痖流败汁，荣卫亏尽命终亡。早逢明医开法当，滋补未失或无妨。

症因房劳风寒中，或由病后血伤凉。跌扑闪挫损筋脉，初失调治成此疮。

痰壅气道肿绵硬，发必肩背足太阳。遇明得法早或效，逢庸妄误迟多伤。

以上实属纯阴症，岐黄难以定生亡。

本堂改唐《五善歌》

心善精神多爽健，言语清和舌润鲜，瘰疬调均无焦闷，不生嫌躁喜交谈。

肝善身轻体常便，无懊少怒不惊烦，指甲不青红润色，溲便坐卧俱平安。

脾善唇润知香味，饮食如常喜加餐，呕哕恶逆全不犯，卧居衾帱不腥膻。

肺善音洪声响亮，喘嗽皆无不生痰，身皮光柔肤泽润，呼吸之气自息安。

肾善午后无烧热，火升水降齿不干，小水清白不短涩，咽喉润泽睡安然。

本堂改唐《七恶歌》

一恶神昏心愤乱，舌根僵硬胎①枯干，言语呢喃声音懔②，身傍无人自妄谈。

二恶体重筋强直，目现邪光正视难，疮肿多棱溃紫血，惊悸怒闷是伤肝。

三恶形衰体消瘦，疮形陷沿傍肿坚，溃久不敛脓稀泻，呕恶不食脾败端。

四恶毛焦皮枯槁，喘促气逆韵不圆，呼息鼻翅双扇动，痰涌肺绝命归泉。

五恶容惨黑焦暗，咽干燥渴似燎烟，囊缩遗溺肾气绝，牙齿忽黑死之原。

六恶身胖肢浮肿，肠胃作鸣呕呃繁，滑泻不止脉散漫，亡阳项缩肩上端。

七恶疮势斜长陷，或如剥皮鳝一般，污汁腥秽日渐盛，身体烧热肢厥寒。

---

① 胎：（舌上的）垢腻。《金匮要略·痉湿暍脉证论》："舌上如胎者，以丹田有热，胸上有寒。"

② 懔（lǐn 凛）：畏惧貌。

本堂改著《逆症歌》

逆症顶陷终无脓，屡肿延宽渐漫平。久逆溃孔斜深陷，患色残淡汁冷清。

神亏气败命火竭，即有灵丹恐难生。肿坚突胬多棱角，红筋现露核叠重。

溃若泛莲深如壑，恶臭之中兼臊腥。此必肝旺脾损甚，医不明理妄费功。

溃后污汁遂日盛，或致疼痛反加增。血尽精亡出此象，终归冥路逃焉能。

破绽枯涩傍微肿，内干紫躁火烧形。心肾已绝咽枯渴，陀邈①虽在功难成。

肿促形异暴消散，症虽觉轻毒内攻。真阳正气不胜邪，命在呼吸顷刻终。

肉肿疮陷脓似脂，顽腐不脱臭气冲。溃流恶血如败肺，腐后成漏管深通。

绵溃内似葡萄嵌，新肉板片泻直倾。以上概言患处形迹逆恶之状。

脐肿翻突掌无纹，遗尿自利并撮空。眼光透露精神短，身缩寻衣唇吻青。

面若涂脂皮枯槁，唇白腹胀定难生。阳症指甲青必绝，阴症颧红命必终。

鼻生烟煤谵妄语，头低项软憔悴容。面色土黄耳枯黑，人中抽缩沟坦平。

---

① 陀邈："陀"疑为"佗"，当指华佗；邈，指孙思邈。此处泛指医术高超的医家。

口张气出无回返，鼻孔相扇随息行。汗出如珠不易散，发直如麻痰胶凝。

神气离乱目直视，满面黑气惨天庭。肾囊缩隐昏闷睡，眼眶迷漫黑气浓。

久病脉盛暴病微，但逢以上悉属凶。以上概言内情形势逆恶之状。

《金鉴》逆症原歌，其中似有阴险等句同为一论之义，后贤宗习恐难精细。余今增加改著此歌，以分前患形后症理，以奉同道者临疾察辨。

《金鉴·辨肿歌》

虚漫实高火焮红，寒肿木硬紫黯青。湿深肉绵浅起疱，风肿宣浮微热疼。

痰肿硬绵不红热，郁结更硬若岩棱。气肿皮紧而内软，喜消怒长无热红。

瘀血跌扑暴肿热，产后闪挫久瘀经。木硬不热微红色，将溃色紫已成脓。

《金鉴·辨疼①歌》

轻疼肌肉皮肤浅，重疼深在筋骨间。虚疼无所时或缓，原歌云：虚疼饥甚不胀闭。喜人揉按暂时安；实疼饱甚多胀闭，畏人挨按疼难言。寒疼喜暖色不变，热疼焮疼遇冷欢。脓疼鼓胀按复起，瘀疼隐隐溃不然。风疼气疼皆走注，风刺气刺细心观。

《金鉴·辨脓歌》

痈疽未脓宜消托，已成当辨有无脓。按之坚硬无脓象，不

---

① 疼:《医宗金鉴·外科心法要诀》为"痛"。

热无脓热有脓。

大软应知脓已成，半软半硬脓未成。按之即起脓已有，不起无脓气血穷。

深按速起稀黄水，深按缓起坏污脓。实而疼甚内是血，内是气兮按不疼。

轻按即疼知脓浅，重按方疼深有脓。薄皮暴起其脓浅，皮不高阜脓必浓。

稠黄白脓宜先出，桃红红水次第行。肥人脓多瘦人少，反此当究有变凶。

稠黄气实虚稀白，粉浆污水定难生。汗后脓秽犹可愈，脓出身热治无功。

本堂改著增补《辨痒歌》

初起肿痒搔即疼，总因心火毒与风。诸疮初肿，刺痒不休，搔即红热则疼，总属心火内毒之由，即系《内经》所云"诸疮疼痒，皆属心火"之说也。若非疼极作痒之痒，勿可认为毒火。既是属火，应有红热，若无红热，决非毒火。《内经》之说文简义奥，明言疼而兼痒方为心火。后学不解其奥，但闻是痒，便疑心火，投法不应，反怨经旨错谬学者，宜当细加解辨，勿可终日不省也。溃后患傍红粟痒，多属外风血燥生。疮溃未愈，孔傍遍起红粟疙瘩作痒，原因外风所袭，或食发风之物，血燥之故。溃脓瘀腐沤作痒，塞闷不舒是其情。若是瘀腐堵塞作痒者，必定闷不舒畅。皮破肤烂延漫染，风毒侵血外因成。皮破红粟肤烂延染而搔痒者，乃属六淫外因之由，非疮溃受风之说也。溃久风郁生虫痒，肌红燥涩患不平。疮溃敛迟，风郁血脉之分，久则生虫作痒。患处燥涩僵红，绉①纵不甚平正，有时燥痒难堪。痒而色黯无红热，破烂汁多阴毒凝。皮破肤烂，痒极无度，汁水甚

---

① 绉（zhòu 皱）：皱缩。

多，色暗肌冷，定属纯阴之毒，与风湿皮破作痒大有悬殊。大概总以阴阳形色为判，勿以一痒为论也。**湿淫流染挟风痒，色黄淡宽水多腥。**风湿为痒，破烂延宽，色黄无热，汁水凝滞。若兼气虚，必致微腥，无甚深伤为异耶。**脓尽作痒生新肉，痒若虫行气血充。痒各有因非一论，医不通明难奏功。**医者理宜权辨，投法或可有效。若止执一偏论，岂能病趁其心耶！

《金鉴·总论治法歌》 本堂加注

痈疽疮疡初如粟，前贤成书，本为以启后蒙，易入医门之便，恐不尽意，复加歌词以辨明义，何岂前后歌句每将痈疽并呼？大题目初言便错，辟如车未出门，院内则翻矣。**麻痒焮疼即大毒。**既系麻痒，决不焮疼，既系焮疼，定不麻痒。若是搔痒兼疼，又非大毒。疼在患处者，为轻症。疼隐半身，不知疼之所在者，为重症。麻痒不疼，初如粟米，为又重，恐系疗毒。岂可麻痒焮疼，不辨轻重，一呼而下之事乎？若能久临是患，辨明以上等理，方知此句初即错谬矣。**无论阴阳灸最宜，**临疾用法，关乎死生，何可不论阴阳灸最宜？有前初如粟，兼之麻痒等说，再有以后灸法论中，以烂蒜普灸之说。若遇初如粟米，麻痒将要走黄之疗毒，即以蒜艾遍灸，轻则肌肉糜烂，即便当时不死，终难效愈，重则束手待毙矣。**灸后汤洗膏固护。**此下数句，后又有。**十日之后疮尚坚，铍针点破最宜先。**以上二句，原论未指明确，何症十日之后可以应刺，大概总系用于项后、肩背、绵溃等症。其余别肿溃出通脓者，皆当禁用。医学庸浅，恐为注解不明，宗此滥用。或逢初发高肿之患，刺之太早，虽无大伤，患者徒受残苦，毫无所益。若逢郁结坚肿，思虑伤脾，或附骨阴疽，开刺太早，真气外泄，荣卫残伤，虽然再遇明者，恐难救治，病者岂非枉死？余今聊改此歌，以止愚者，免于妄误生命。并将以下原歌音韵不敷者，并改通韵，以辨易记。

本堂改著《总论治法歌》

总论治法为首先，医不明理患何痊？痈疽本属难辨解，理关阴阳非等闲。

痈生红热疼高肿，清下解毒效称仙。疽发迟缓色不变，漫肿宽延疼渐添。

初治表汗次温散，不消解凝托里兼。毒肿早灸疽烘熨，惟凭临症医辨权。

初如粟米麻痒症，恐系疔毒当细参。附冷拘紧表邪盛，呕恶心乱内毒繁。

速宜汗散解毒剂，束敷之法莫迟延。肿而坚胀郁虑症，舒气养荣缓治安。

辨解轻重凭精奥，分别速缓在达权。内用疏解与宣通，外宜敷药四围圈。

轻症神灯照三枝，平塌之患补宜先。高肿不可过于攻，内热毒盛解当然。

二便秘结宜通利，内不滞涩患立安。溃后腐闭脓若少，药筒提拔脓要粘。

瘀腐顽塞宜开窍，新肉顿生自不难。余腐须用灵药去，频将汤洗忌风寒。

生肌散上将敛时，保养等条莫失严。切忌脓出投寒凉，夏宜明窗冬暖间。

肌肉长平将疮敛，谨慎调理莫自宽。新肉如珠皮不敛，若失保养命归泉。

本堂增补《内托治法歌》

内托治法疮已成，起发迟缓不生脓，坚硬不疼不红热，或致溃后脓稀清，肌肉生迟口不敛，以前俱系本堂增加改句。大补气血调卫荣，佐以祛毒行滞品，寒加温热御寒风。肿消脓稠腐渐退，新生口敛内托功。

本堂增补《虚实治法歌》

虚实治法须细详，临疾揣测莫慌惝①。痈疽但凭形色理，高肿红热疼属阳。数日内外溃即敛，失于方药也无妨。起发迟慢疼无所，以前俱系本堂增加改句，以下原歌。药服托里自安康。发热恶寒身拘紧，无汗表散法称扬②。肿硬口干二便秘，下利毒热自然凉。燎疼热盛烦燥渴，便和清热定舒畅③。内脓不出瘀肉塞，用刀开割法相当。软漫无脓不腐溃，宜服温补助三阳。溃后新肉如冻色，倍加温热自吉祥。大汗亡阳桂枝附，自汗肢厥四逆汤。

以下本堂加句。神虚不眠归脾妙，归脾汤。溃后虚痛定疼防。托里定疼汤。阴虚夜疼昼必缓，归芍知柏地黄汤。六味汤或丸，加当归、白芍，或加知母、黄柏。内毒结肿痒疼症，九龙热下法最强。九龙丹。肤患瘀凝砭石法，邪瘟头肿普济方。普济消毒饮。以下原歌。脾虚溃后肌消瘦，脓水清稀面白黄。不眠发热疮口懈，食少作渴大便溏。宜服清补助脾剂，投方应症保无妨。

---

① 慌惝：心里惶惶然，迷糊，不清楚。
② 法称扬：《医宗金鉴》为"功最长"。
③ 定舒畅：《医宗金鉴》为"自吉昌"。

本堂增补《针法歌》

取脓除息用钹针，轻重疾徐在一心。皮薄针深伤好肉，肉厚针浅毒犹存。肿高且软针四五，坚肿宜针六七分。肿平肉色全不变，其患当有寸许深。

以下本堂加句。生熟应凭强弱理，休以日数远近分。用必见脓方为当，或多瘀汁不住漓。无脓血少开法错，患遭残楚冤何云。

以下原歌。背腹肋胁生毒患，扁针斜入始全身。要大开口针斜出，小开直出法相尊。气虚先补针宜后，脓出症退效如神。

以下本堂改句。开刺得时方称道，原歌云：用在十日半月后。使毒外出不伤人。又有不宜用针处，瘿瘤冬月共骨筋。

以前《金鉴》原歌云"用在十日半月后"之句，与《总论治法歌》之"十日之后疮尚坚，钹针点破最宜先"之句，似乎彼此相照。《金鉴》本系照着《正宗》所著，成书之时，总系失于细悟是否之理。后学宗书妄治，混行开割，被害死者，亦不知有多少人矣。庸俗但宗其书之传写，不揣真理之致切，杀人终不省悟。但愿仁人君子，择善而从。若用开针之法，必须当其时而用，务以见脓为定论。若明脓之有无，但凭辨脓歌论为准。学者倍加细悟，重怜性命，不止患者幸甚，医者并有幸甚焉。余故将"用在十日半月后"之句删去，中增数语，以奉同道仁德者明鉴。开针蚀腐之道，虽无凭据，确有真理，愚学不明，每常过用。其真理之义，全在禁得疼楚，不甚过痛为得当。开则见脓，必不甚疼。若开后昏晕，久方复苏，或用蚀药，以致割刺腐肉。割除顽腐也不甚疼。若致疼甚难忍，俱为妄误。每见俗子妄用开割，刀出命毙，尔仍公然无愧，推云"书载之法"。似如刽子手杀人，有圣旨可凭之状，仁者岂不恸哉！

《金鉴·砭法歌》

痈疽肿赤走不定，赤游丹毒红丝疔。时毒瘀血壅盛症，砭石治法最宜行。

只须刺皮无伤肉，磁锋对患最宜轻。毒血遇刺皆出尽，肿消红散有奇功。

本堂辨论《隔蒜灸法应否歌》

隔蒜灸法出古风，历代虚传为实情。每用不效缘何故，其情总因理不通。不论阴阳与迟早，不分大小共重轻。灸患灸傍无定论，拿执错误当得能。《正宗》之书，著灸法之说，但见是疮，无论痈疽阴阳轻重，即当一概灸之。若逢漫肿之症，更以烂蒜普灸，或用明灸，必以尽量方止。斯论若遇症法相应之患，或可十痊二三。否则被灸受害，何可尽数。庸俗之辈但宗其书，不明其理，始终以此错谬而为得能。余论理之是否，后贤高明，体试自可知也。后医寻章摘旧句，笔纸妄抄称妙灵。初言宜灸后言禁，颠倒其论总不明。前医妄作，后医妄传，无非寻章摘句，展己之能而矣，岂以寿世为意耶？《医宗金鉴》本是照着《正宗》所著，灸法之义，毫无删改，总未明首尾之错。假如疔门之论，初言云在下宜灸上宜针，后又云禁灸不禁针，辟如灸疮之论，而言无论阴阳，一概可灸，十中必痊八九，何后又有粳米麦冬汤，可救误灸神昏闷肿喘促之用？既言无论阴阳灸最宜，何又有此误灸之方？其错谬之理，不证可知也。受害死者冤何诉，庸医仍按古法宗。但愿高明加体试，效否方知是虚空。以上之论理之是否，明者久临多患，自然明策。庸者始未不省，而以书载为凭。患者受害，冤何得诉？余忖灸理勿概用，阳痈久患在禁中。疔毒虚肿郁结症，瘿瘤时瘟灸立凶。头属三阳须戒忌，皮肉薄处也相同。大概不宜灸者，红肿疼热之阳痈。溃久未愈之虚漏，不甚麻木之疔毒，痰聚虚肿，郁结血衰，思虑伤脉等症，以致五瘿六瘤，时令邪瘟，咸当禁忌。头面手足背指，即便应灸之症，须当戒之。初起似疔麻痒症，宜灸患顶早方灵。风肿寒结木硬症，即施灸法理所应。风寒作肿，少兼别症之患，必然木硬坚肿，遇暖则喜，其患宜当灸之方效。阴阳相半流注病，速灸莫过或易轻。半阴半阳，初肿隐疼，以致流注瘰疬，见症之初，即以早灸为妙，不可急于强灸。君若不信一概灸，十中定坏六七成。

本堂补著《总论灸法歌》

隔蒜灸法古称强，屡用不效反致伤。遇症临施当细辨，休用明灸与患傍。

大蒜薄切贴顶上，艾球大小量其疮。七壮二七勿过用，艾爆有声方称祥。

若是误灸毒伤内，头项浮肿神昏慌，痰涌吁吁喘嗽状，急服粳米麦冬汤。

黄蜡宜灸溃烂患，蛴螬惟灸痂瘘疮。豆豉饼灸将溃时，勿令疼甚在孔傍。

附子饼灸虚风寒，疮口红活勿疼强。以上诸灸应辨用，投机必效错多伤。

本堂补著《照烘拔蒸诸法歌》

痈疽轻症七日中，神灯照法有奇功。疼甚肿硬若负石，急用桑柴炭火烘。项后毒邪两盛症，气少多湿血瘀凝。绵溃内坚数日外，铍针刺孔品字形。药筒提拔功最效，脓鲜为顺紫黑凶。药筒提拔之法，必须针刺孔内至疼方止，连针三四孔为效。其法虽出古传，必须择处而用，宜于项后背上。其余他处多属阳毒，或有不应拔之处。若用此法，气血必遭残伤，多有难负其痛者。纯阴之患，贴筋附骨，极其深险，其法用不及时，反增疼痛糜烂，贻害加重。惟是腰背项肩经属太阳，多湿少气，每受邪令之灾，初则不甚疼痛，附冷拘紧，阴凝坚肿，箍之绵溃胀重。其原之理，总乎气不胜邪，血脉以致瘀凝不行，湿伤卫道，故而项重肩强，毒邪得以施展，致有以上之态。针刺筒拔之法，正合其理。邪盛血凝，刺之不甚大疼，拔之无何大伤。连拔之次，瘀除湿解，阳气得通。邪无所附，气血均和，脓汁自生，顽腐渐化。兼服补气回阳、活瘀散凝之剂，法药并施，患得脱累，岂非王道有益之用！如此以上之症，若失其法，惟凭药力，延迟日久，而致血愈凝而气愈微，邪愈盛而肿愈坚，湿愈甚而重愈增。患至此际，深险坚固，脾胃损败，难得速效，以致而误性命。可知法胜于药，即此之谓。患者平素多虚之人，而后生此重患者，其法须当量用。溃疮日久不收敛，牛胶膏贴酽醋蒸。蒸至热痒脓出尽，贯众汤洗膏固封。

以前仍有顺症、阳症、阴阳相半、内消治法四歌，习者不关紧要，因未录刻，用者按《金鉴》抄习也可。

卷　二

辨因论诸歌

外因六淫歌

六淫为患外因原，春风秋燥冬之寒。夏暑热兼长夏湿，以上风燥寒暑热湿为患者，名曰六淫；以下八节之气为患者，名曰八风。六淫八风，皆为外因，即系天时不正，气运失常，本由阴阳造化感易所关。寒暑温凉，不应其时而至，或者过时而至，致有淫邪瘟疫之灾，染传人畜为患。其灾之受，不但人畜为然，草木无命之物，犹然感受，何况人畜秉天地阴阳之气而生者。以上六淫为患，曰正令之灾；以下厉疫瘟染为患，曰邪令之灾。二者俱详见下句。应时而至灾消潜。此言六淫八风，若能应其时而至者，瘟疫邪灾，自然消化。非时六淫即为患，此言六淫，若是不及其时而先至者，为非时，其时人之毛孔腠理不密，易受其灾，乃为外因正令之灾也。其细情详此下句。感冒伤中随所偏。受于皮肤为感，受于血脉为冒，受于经络为伤，受于脏腑为中。凡六淫皆然，风寒暑为甚，故曰随所偏也。过盛灾降为瘟邪，六淫之令，若是过期而至者，为过盛。主乎天地之间，杀伐冤厉之气，不能全行消化，即能降染为灾，名曰不正之令。其灾中于人，又能分受为二。随暑热而受者，必由口鼻传入脏腑，积久暴发者，为瘟疫内患；随风寒而降者，必由毛孔腠理传入经脉生者，为邪令之疮疔。瘟邪二灾，大概原由，一因分受为二之理，人得其灾，从寒从热而分瘟邪，其义总由阴阳乖变，运化随时，故而受灾，分现内瘟外邪者也。定主人畜受灾宽。非止人受为然也。讲年另有阴阳理，此言受灾之本年。五运六气论司天。五运六气者，天时变化之总名也。此论出于王启玄①先生解注《天元玉

---

① 王启玄：即唐代王冰，号启玄子，又作启元子。

册》①。论天道之常变，按十干十二支，四时八节，推运无穷，造化更易，灾疫随运而受，症发分异，俱属外因为患之由也。《金鉴》复加细详指确之论，推运察气，机深义奥，后人多系难明其理者。后人果能精学尽理，未至之灾疫，亦可先知定式也。此外因之由，其原虽是与七情内因并六欲等情无关，人受其灾之后，专能搏染挽伙，亦犹如江河湖之水，虽是味淡，入海归潮，便可混一。人病来由，每有内外因勾引，兼见为患者。总原天气人气，其义终是阴阳统一之道也。

外因八风歌

八风之名细参情，一年之内有四时，春夏秋冬分八节，应节之气曰风，其风之名有八，为医之道宜当知之。冬至正北大刚风。冬至节应十一月，按地支建子，北方严寒之令也。立春凶风东北现，春分婴风应正东。春为一岁之首，土运已终，木旺发生之时也。立夏东南弱风主，夏至正南大弱风。夏至火运方旺，令应正南，弱者言其风之柔也。立秋西南谋风是，秋分西方刚风名。正西金气当令，应见金风。草木结实，人气盛旺，时正灾消之际也。立冬西北折②风起，岁运将终，藏气之令。折风者，言气数致末也。应时为顺万物生。八风若能应时而至，为节气主顺，万物无伤。不应其时生灾患，内受重病外生痈。八风不正，冤厉之气，降染为患，名曰时令，如瘟疫、黄病、毒痧、霍乱、吐泻等症。外生痈者，忽发暴现，异形宽染；初发之时，每常寒热往来，附冷拘紧，形神健盛。若系初发便现神衰者，恐难救治。以上等因之势，俱属不关内因，正令之症也。

瘟疫二字，古者从温、从役。温者，春夏温热之时，受以外因、时令不正冤厉等灾。役者，如上派下，大众应当差事之说。故而受此灾，必然传染大众，并非一二家为然也。按患情

---

① 天元玉册：上古运气学专著，三十卷，已佚。
② 折：原作"拆"。据《灵枢·九宫八风》改。

之理，沿街阛巷，众病皆一者，为邪令瘟灾；情郁成患，每病各样者，为内因杂病。灾、病二字，理各有别。

内因七情歌

七情内因分论宽，病由七情而生者，为内因。内因者，病发种种，非一言可尽之事，故曰"分论宽"也。病受脏腑治犹难。五脏为阴，六腑为阳。人情失常，结郁为患，生于内者为病，发于外者为疮，非属外因促发暴现急治则愈之比，故曰"治犹难"也。喜过伤心因邪乐，邪乐者，指言损人利己之快乐，伤天灭理之隐欢，乖极生变，久则现报，非是情快意顺之乐也。喜之一字，有伤有无伤，古人止言大概，余今草粗辨解也。性残暴怒定伤肝。肝与胆相表里，胆为阳木，肝为阴木。素行残暴之人，肝胆二经，每受怒病。思虑伤脾恐伤肾，脾为统血之源，属中州之土，谋虑不决，血涩而滞，生疮为患，每多难治。惊、恐二字，并非一论。防怕后事者为恐；卒受暴触者为惊。悲泣过度肺受牵。过受其恸者为悲；哭而有泪者为泣。忧久气结暴惊缩，久受忧愁，则真气结滞；暴受惊骇，则真气缩伤。此皆七情受病原。七情者，乃人情所关之事也，非比外因灾疫。人能率性归忍道，率性之为道，乃圣人警戒之语也。勿恣意、勿妄行、勿任性、勿过恶，一忍则诸事平，灾病自然不主。戒欲远情病何缠。古人云：寡欲百年身康健，心清一世寿延绵。清心寡欲，灾病无门而来。

内因六欲歌

六欲虽轻也内因，六欲为症，虽不干脏腑，也属内因。眼观邪色损德深，鼻闻秽臭腥污气，耳听淫语并邪音，舌贪炙炮腥发味，非礼勿动，非礼勿听，非礼勿言，此皆圣人戒省。愚者之言，以免招祸，即此理也。此等异端皆自寻。正大光明，礼门义路，关乎圣道之事，为天理昭彰，良心不愧。若逢邪妄淫恶等事，皆为异端。正人君子，慎当戒止，以免伤名坏节，招灾受病。心思过度伤经脉，心为生血之源，思参过度，自然逆伤经脉而生重患。意念妄生损气神。人秉精气神，则能灵明斡旋。

精竭则痿，神竭则昏，气竭则亡。六欲为患伤德正，致令人身现报侵。六欲为患，伤德败正；病发内外，异形怪妄。即如内患应声腹虫，妄言己过，疯伤尊长；如外患膝生人面，舌出尺许，疮生蛆虫等类，种种异妄怪症，难免不无冤遭寻①环相报之孽，故曰"致令人身现报侵"也。

不内外因歌

不内外因各有端，起居不慎热与寒。起居为患，多由寒热失戒，自不慎重。贪食不节伤饥饱，停饮生湿五辛餐。内湿之患，多由停饮而生。湿盛专能致痰，痰之为患，非止一端。过用醇酒消阴液，真阴亏损，津液涸竭，伤神败气，而致夭亡，皆因嗜饮为殃，人自不觉。年幼之人，恣意纵饮，虽系不能暂伤性命，每多任性妄为，骄狂傲慢，祸乱好淫，伤亲害友，少成多败，皆以酒致，故而我回教戒止饮酒，也是两全其美也。皆属伤脾受病宽。贪食不节，停饮生湿，过用醇酒，皆能伤脾为患。劳碌不休负挑重，跌扑闪挫损血原。以上俱能损血受病。强力房劳伤精气，昼不停止夜失眠。以上俱能伤精败神。膏粱过饱生毒热，有余之症为阳，郁火发病是也。薄食亏损肿虚漫。不足之症为阴，诸虚为患，肿必漫延。此等受灾不内外，素加谨慎身自安。外因原属天时不正，内因原属人情所关。自己若能戒在，则无病；自己若不戒在，则受病。此等之灾，皆为不内不外之由。人若素日戒在，此灾自然不入。

以前五论，乃余补著《金鉴·内外三因》之余情，发明古贤之未细者。以下乃余成著五痿十三因，以发古人之未发者。

五痿总论歌

五痿原非有是名，阴顽险败逆略分。古医未载今详论，临症分别细留心。痿者，乃病之衰危残败之谓也。余今粗分为五，以辨轻重

---

① 寻：沿着，顺着。《后汉书》："绍遂寻山北行。"

急缓，命之有无相干。

阴者，乃初肿漫延，木胀隐疼，皮色不变，肿溃迟缓，贴筋附骨之患是也。

顽者，乃患生皮肤，久不痊愈，无大伤碍，缠绵久累，终无甚害之患是也。

险者，乃善恶兼见，促发暴现，急治可愈，缓误则亡，生死难辨之患是也。

败者，乃阴险症中，失治起管成漏，脓水漓沥成劳，久累败坏之患是也。

逆者，乃脉见结促兼代，形现诸恶，神衰体羸，深伤损甚之患是也。

症既分五，临疾施法，亦当辨用。阴以缓治，顽以轻治，险以权治，败以久治，逆以不治。医者若不细辨情由，妄行施治，误人性命，坏自名声，故曰"细留心"也。

阴症歌

阴症初发缓不疼，皮色如常漫肿平。多因痰滞无红热，误跌胖肿渐热疼。误受跌扑闪挫作肿，类似痰滞之症，无非渐现红热，较比痰肿犹盛也。多生肩臑臀膝股，指言跌扑等患之处。溃后燥臭脓稀腥。以上初肿阳和妙，初肿延漫，皮色不变，治法宜用阳和汤，解凝消滞，万不可用寒凉克伐之剂。溃后兼补自成功。溃后阳和汤，犹可用之，当加以补剂，或可收功。又有风寒凝气血，肿多绵硬木黯青。风寒凝滞气血之分，症亦属阴。无非不致贴筋附骨，无红少热为异。兼邪现表初治汗，风寒为患，兼有邪令者，初发必多附冷增①寒。治当重发其表，汗散屡施。后宜热消并温经。汗散之后，如不全消，宜以温经之法治之。下

---

① 增：通"憎"。《证治要诀·诸气门》："其人增寒壮热，或为痈疽。"

部流气散寒妙，患居下部，多用流气饮等法，通散主之。各种异形治分明。病非一论，治当随疾辨用方妙。生死反掌凭医处，误投寒凉败症增。以上皆属阴象，若用寒凉之药，反致转坏，医之咎也。若省人命有关系，医学欠功免逞能。但是仁人君子，不明病由，不能滥治。若逢俗庸之徒，不懂症之情由，胆当混治，逞能行险，不知天良有愧，实堪痛恨。

以前之阴症歌，乃察症轻重，治法之提纲。其细切之理，另有《改著阴症歌》。又有附骨阴疽之成论，以备读诵。

《内经》云：诸疮疼痒，皆属心火。其语乃系止言属阳之诸疮而矣，非将阴疽、瘿瘤、痰肿、郁结、石疽、乳岩等症，概言在内也。今人不精于学，始终不解《内经》之旨，多有将毒火二字认真，不管属阴属阳，无论患之形色，投方便用清降凉消之剂，患者每因被治所害。生阴疽者，命中想必应遭如此之劫数。

顽症歌

顽症虽轻久不全①，病染肉脉身被缠。患居皮脉之分，虽与筋骨脏腑无关，止是缠绵。屡经医药终无验，遍治难平命无干。虽系经年累月，医药不效，终不致由此伤命，故曰命无干也。气血不亏无败象，病虽久累，荣卫犹旧，而无衰败之象。非运穷即身不安。素行贫乏，指身为业之人，生此患者，总系运数应受缠累之难。富豪之人，若生此患，总系患者命中不应享受清静安逸之福。轻投善法终必愈，此即顽以轻治也。每遇如此之患，久治未愈，若到灾难应满，不治也能自好。贪功妄治病反添。以上之患，虽属轻症，病者不知其理，意欲速愈。或逢克②薄贪婪之徒，妄行混治，蚀腐恶法，致使肉脉筋骨遭其残害，轻中转重，而误生命。

---

① 全：即"痊"。《说文通训声部·木部》："全，字亦作痊。"
② 克：通"刻"。《说文通训声部·颐部》："克，假借为刻。"

其咎何止怨医，岂非病家不明贤愚，自误自也。

贪功妄治之事，乃俗庸之徒常法也。病家不明，每遭其害。据吾戒劝病家，若至临疾求医，有一准法，万无遗误。别听他自夸其能，云治好过某人某人，但只打听傍人，问他治坏过某人没有。如其没治坏过某人，求其调治，万无遗失。余常曰：治好了病的不算其能；未治坏了人的，方算其能。速期定愈之人，每常行苟妄贪；过言己能之人，每常行险误症。

险症歌

险症多端须究情，察形观色细分明。险者，关乎性命之症。察形观色，揣理明情，细分阴阳，否则有误生命之咎也。虚实阴阳与表里，顺逆善恶并五行。以上皆当医者应决之事。风邪寒湿外因起，痰郁火毒属七情。风邪寒湿，天时外因之患；痰郁火毒，人情内因之患。成中形外参脉理，参脉之情，以度症势之理。格物致知在意诚。治法之机，全在此理。为医道者，当明鉴之。不内外因分由治，虽有成论宜问明。不内不外之因，虽是另有成论，临疾必当问明受病之来由为要。治辨宜攻托补汗，解散温和利泻清。以上分别用药之法，首重辨疾专用，万勿颠倒治法。惟在临症医精妙，此即险以权治之理。若是迟误，或者妄治，命遂枉陷，皆属医之咎也。全凭经验素用功。经验与用功，二者缺一，便是庸医。不识故误关系重，贪功妄治罪非轻。不识故误，贪功妄治，此等之徒，人面兽心，岂知天良有愧，那管报应循还。是病妄投非是药，病无死理药伤生。病者，有不服药可愈，服药而反亡者，即此谓也。世无明医冤死半，世界无明医，冤死之人就得过半。病有险症较医能。顺逆之症，非好则死，何必论医。若逢险症，自然较量医道之能。投方应症病可愈，错用法药病反凶。时即不死归败症，错用方药，即便当时不死，气血衰羸成劳，久累终必危亡。庸医病家互相蒙。此言病家始终不明，病者之冤，连庸医将人治死还不知什么时候治坏了的哩，故曰庸医病家互相蒙。为医若悟亏损理，若能悟得过亏损理来，还算天良之医。犹恐始终不悟也！多读医书艺自通。近世还有许多不认字的，更会能装先生。非是医道之中好搀假，总是病者之家未睡醒哩。

败症歌

败症本坏阴险中，痈疽原来无痨名。若非庸医妄治过，定系失误自不明。败症者，阴症险症治坏者。或因失治，或因养戒所致，起管成漏，名曰疮痨①，医曰败症。病家不识医门理，只将一命付悬空。庸医素平三敢治，混蚀错刀药无情。不应蚀而蚀，不应开而开，不应汗下而妄行滥治，故曰三敢治。初由行险偶侥幸，后无忌惮觉得能。庸医妄治初起，全由行险侥幸，以致渐次胆壮，见病便治，更无忌惮，反觉德能。病家迷寐愚贤鉴，患遭医试受残灯。残灯，乃症已败坏也。患遭医试而成败坏，其理多怨病家不认贤愚也。气血泄久成管漏，起管成漏，原因气血虚极之故。津液沥败治无功。津液耗尽，真气已竭，治也无功。经年累月终难保，历受折磨痨瘁形。至危不省庸医错，归推寿命当数终。病至垂危将笃，犹然未省其理。上可推在寿数年尽，命该应死上去了，为庸医者真是有幸。以命演手心何忍，浅败医门与屠同。俗子贪夫，冒充医道，妄行滥治，如此之辈，还不如刽子手哩。刽子手杀的是有罪之人，庸医竟敢杀无罪之人，故曰与屠同也。苟图衣食伤天理，因贪失德损阴功。图吃为穿，贪骗财帛，误人性命，岂非损阴坏德。既爱名利为美事，不能苦读难成名。古语云：要知今古事，多读圣贤书。今人独出己见，窃得二本海上偏方，便觉则尽道矣，每常自夸其能。据吾看来此等之徒，好比井底之蛙，始终也难以出得到井口之外，见天日之期矣。

① 疮痨：病名。出自《外科真诠》卷上，又名蚨蟆蛀，类似现代医学之骨结核。

逆症歌

逆症生来危恶凶，命由造化医焉能。生逆症者，原关造化，性命应天。医能治病，不能挽命。现逆即曰归泉路，久逆五败宜分明。病发即死为现逆，终不能逃为久逆。肉死脾败皮死肺，肺主皮毛，脾主肌肉。血脉既死倾心经。心主血脉。筋死肝败骨死肾，肝主筋，肾主骨，筋骨已死，肝肾败绝。逆现恶彰定难生。病家不晓医门理，妄耗资财治也空。病家不晓医理情实，还有病势将危，慌于求医，不认贤愚。偏巧遇着虻匠①手，正在乏囊急需之际，那管天良，便曰能治，骗得财帛而去，症终难保。

此逆症歌，乃为分别症理情势而著。其症形致确者，另有《改著逆症歌》可察。以前五歌，语多克薄，情非克薄，乃余激贤入道之意。后学君子不可将前论对病家讲论，亦不可对庸医夸展，止可自警。若是每常以此为口诵浮谈，不悟己浅，竟责人非，反将余之劝诫之意，化为狂学矣。

十三因总歌

十三因分受病原，情形治法并相兼，风寒暑湿燥邪外，内因火毒郁与痰，气滞血瘀阴虚症，因非内外亦相关。发明古医未尽意，以备读者辨思参。

此十三因者，古贤虽未特著歌论，诸书亦俱有散言代言各因之理，余今择要共立歌词，加以注解。以风寒暑湿燥邪为外因，火毒郁痰为内因。气滞血瘀二症，患居肉脉，不关三因之情。阴虚之理，原属命门，虽非三因之说，其原更关致要。故而各分其细，辨解独受兼受，格分形色治法，发明古贤未发之

---

① 虻匠：莽撞。

意，以备读者考阅。

辨风歌

风乃阴阳正气原，西洋外夷之人，深明阴阳之理，止言四行，不论五行。四行者，气、火、水、土也。气即为风。呼吸无常天地间。时有时无，曰无常。或因金伤或溃后，此言患由风受之原。调养疏神失禁严。疮溃受内惊烦乱，溃疮受风，名曰发痉，惊搐烦闷心乱不安。疮口外染热晕宣。止受患口，未传于内者，患处微现疼热，宣肿晕红。溃后宁神滋阴血，风痉治法之论。外宣敷温微汗痉。疮周肤燥红粟痒，兼燥而受风者，疮之四傍，起粟红痒。敷以寒凉痒自安。用凉血润燥之药，其痒或安。金伤血耗风袭入，名曰破伤风。动静惊名分有三。伤时动受，多居在表；伤后静受，多居经络；将愈惊受，多入阴分。三阴中风，舌卷卵缩，腹满自利，口燥咽干，古医刘河间不立三阴中风之论，盖系难以治愈之。故法宜应同伤寒之理，施治或有得效者。汗下和法分因治，在表无汗之症，宜发散；在经伤脉之症，宜和解；在里结涩之症，宜通利，故曰分因治。有汗柔痉培血源，无汗刚痉速发汗，柔痉宜滋阴和血，刚痉宜发表散汗。汗见风消效如仙。指言无汗之痉。挟邪兼寒须权辨，风有从邪从寒而兼受者，全在医之精妙权辨也。温发滋养随所偏。此言法当随兼，辨施勿可胡乱施治。

辨寒歌

寒为天地致阴余，暑往则寒来，亥子当令，天道南行，严寒运至，故曰致阴。内科受其非止一。疮患初见无单中，非兼风邪不自袭。寒肿初起多兼风邪，单受者罕有。溃疮口受肌肤黯，溃后受寒，色暗木硬，肌肉如冻之状。姜上附灸桑火熏。每逢寒疮，上药宜对①干姜

---

① 对：通"兑"，掺和。《景岳全书》："更以小柴胡汤对四物加香附、贝母，月余而愈。"

面，附子饼灸，桑炭火烘，随症施法。因伤血凝冻黑紫，温散活瘀汤烫洗。又有损伤后受寒，其色多兼紫黑，宜以温散热药①烫之。

辨暑歌

暑令不正内外分，暑者，热时阴余之气也。内伤霍乱另有门。暑令为患，伤于内者为霍乱等症，非同外患。外现发疿如柑豆，每居背腰肤红晕。此言暑患，如柑似豆，红晕延漫，多生腰背。次即肿疼发恶热，口苦舌燥心烦昏。内服表散清瘟热，治法以用清瘟解毒荡热，微兼表散之法。夏患不关秋冬春。暑之为患，止发于夏。

辨湿歌

湿淫重坠色不变，此言之湿，非外患之说，乃停饮所生之内湿。内外二湿，本非同论，读者宜当辨之。如水居土肿软绵。因湿作肿，无红少热，类相痰肿，色常绵软，按之有坑。若周身肢体俱肿，乃内患水肿腹胀之症。溃浅皮染烂多水，淫湿外患，破烂多水者是。深受按坑久方还。此言内发之湿肿，皮色细润，按之有坑，久久方还也。外治燥湿敷围药，内宜健脾利水源。外法宜以苦寒燥湿之药敷之，内服宜用健脾清小水之剂为要。太阳经疽兼湿热，膀胱经腰项之部生疽，多兼湿热。肿胀重坠项背肩。重坠者，湿所致也。初肿利消温散汗，湿淫得从毛孔发散而出也。将溃行气托补先。利水则湿热下注，行气则湿淫解消，温散则湿邪无附，补气则湿郁自散。同血淡鲜形丹肿，湿淫兼血瘀为患，色微红而淡肿。与气凝滞便是痰。湿与气滞，便即成痰，故而治痰之法，每多顺气理湿。气虚脾弱内因属，肢体浮肿各自原。气虚脾弱，湿伤卫道，而成腹胀，四肢渐肿，乃属内科，不与疮肿湿淫同论。

前论六淫之湿，原属外因。其为患者，止于伤皮染肤，浸淫湿烂，与内患停饮之湿不同。故而以前之论，相兼代言内湿

---

① 药：原作"约"。据文义改。

之理，以辨两歧之疑。余著歌句，原为疡科，其内患湿郁之说，非一笔可尽之词也。

辨邪歌

邪原杀伐厉气凝，不正之气，谓之邪。其原总系天地之间，杀伐冤气，故名之曰邪。总因阴阳正气克化不尽，人之正气不足，故受斯灾。冤聚不散久结凶。此言杀伐凶冤之气，结空不散。四时令正遂感化，八风不正主灾兴。四时八节，运有常理，应时而至者主顺，灾疫之患自然消化。运数失常，灾疫降染，随因而受，病象多端。兵戈年后犹更甚，时节虽正不全容。邪厉灾疫，每逢兵乱年次，主其灾疫更甚。其理盖因阵亡人畜过多，身尸臭秽，冤气积留，久而降染成灾。即便时节运数主正，其灾也恐不能全行克化，故曰"不全容"也。暑热搏内瘟疫症，寒时外受疮邪名。大概冤厉之灾，降染为患，由口鼻传入内者，多受阴分，积久发而为瘟灾，又名时令症。由毛孔传入腠理，积久乖变为邪肿。其患初发，附冷增寒，宽延多有不疼者，乃因邪居在表，治宜发汗。若患者神脉素虚，邪必深入内脏，其疼难忍，倏忽或止，治宜清表之剂，兼之滋补宁神，必效。肿必色异形健盛，邪肿等患，形气理应健胜，若见神衰气败之象，乃真气不能敌邪，死无远矣。溃多恶臭怪腥脓。邪令作肿，宽延散漫，色变促速，较比正令，溃脓犹快。溃脓之形，稀紫兼泻，或青或黄，色多异怪，或致腥臭。下部阴邪缓漫硬，下部属阴，肿溃或迟，形多僵硬。静无疼苦难移行。阴与邪相兼为患，或有静而不疼，动则疼甚者；或有夜疼昼安者；或有恶于惊扰者；或有喜人言笑者，其理总关阴阳有偏之不同也。疔毒兼邪表寒现，疔毒原属内情郁火，兼之外邪而成，非内外二因相兼而不能生，斯恶患也。大头瘟疫宜降清。其患又名虾蟆瘟，虽是头肿形异，不疼微热，色忽变紫，原属内症，不与疮科同论，名故曰瘟，治宜清解消降为妙。老年项患坚紫木，气不胜邪多伤生。玉枕疽、对口疽，若生残年老人，气虚不能胜邪，每多难救。邪附多因惟医辨，邪之为患，兼杂别因者甚多，全在临症医之辨别，寻情施治也。杂轻邪盛不知疼。疼为毒盛，不疼邪盛。初见邪端重表汗，邪兼诸患初起，治法应用重施汗散之法，连投方妙。即便不消，溃后亦且易治。其理之义，症居在表，气血未伤之际，屡汗累发真气，大概无甚伤碍，邪气解散，患必易轻。《内经》云汗之则诸疮已，即此之谓也。迟误传经治难平。初起误于汗散，邪传入内，再用汗散之法，反有伤碍。古医言邪未通论，古医也多言邪，止系大概而矣。又多有以风寒为邪之说者，总系未能致策洞明之细也。余阅疮久窃其情。以前之论，余今窃思妄言耶，惟望后贤高明者，再为定论。

余所言之邪，乃因疮患一说，与内症瘟疫为患，灾虽同因，而受灾之后，发现不同。瘟、邪二说，总由天道失常，时节不正，杀伐厉疫之气，忽而一时降染为患。受于脏腑者，发而为瘟疫；受于经脉者，发而为邪疮。或有以瘟邪一灾为问者：灾既受于一时，而发现迟早不同，何也？答曰：受重者先发，多难救治；受轻者后发，易于调理。又问曰：尚有不受者，何也？答曰：人之素秉气弱者易受，气旺者不受。非是康健力气之气，乃言真阳之正气也。又问曰：城邑繁华之处灾多，山僻乡村之处灾少，何也？答曰：人烟稠密之处，秽污血腥之气过盛，类相积感；乡村清静之处，无因所招之故也。又问曰：灾既一因中受，而分内症毒痧、霍乱、瘟黄、转筋、吐泻，外症喉娥①、头瘟、时毒、疔毒、发颐，现症各异不同，何也？答曰：灾虽一种，其受灾之流年，而以五运六气天时不常之理所分，各异不同者也。灾因类感，非神鬼所降之说也。庸俗浅鄙之人，尚有怨恨瘟神降灾之心，不问瘟神是谁，或言商纣将亡之时，有吕岳②

① 娥：通"蛾"。《汉书注·扬雄传》："蛾眉，影若蚕蛾眉也。"高启沃按："蛾，古通作娥。颜师古以蛾为正字。"

② 吕岳：《封神榜》中人物，相传为瘟神鼻祖。

得封瘟神，专主降灾，未闻远往外夷去降否？不知商朝以先，瘟灾是何神所降？《封神》之书，明言演义，后人故意信以为真，岂非醒着作梦耶！

辨燥歌

燥乃火金余气亢，季夏酷热有余，更辛受其亢克，致生灾疫之气，名曰燥疫。阳中之阴六淫殃。此言其患属于六淫。为患一时侵肤脉，燥疫之患，前不及夏，后不至冬；止患皮肤，无伤筋骨，故曰"一时侵肤脉"。皱涩则疼干紫僵。浅伤宽染不甚肿，仿毒似火不燃光。言其症形，似毒而不甚热，似火而不甚鲜也。外治滋润内疏散，治宜滋润血脉疏散之法。兼风骚①痒血更伤。燥疫之患，伤皮坏肤。若兼风者，必致骚痒不休，血脉更为伤碍。

辨火歌

火乃七情六欲生，无根为阳主外腾。有余之气便是火，又曰：热顺则由腠理毛孔外腾而出，或由膀胱随小便而解。火由气逆而生，故曰"无根"，又曰"阳"。皆因气逆稍行缓，火之为患，即此之谓。与痰结涩便成痈。痰与火结为患属阳，多成痈；痰与毒滞为患属阴，多成疽。疼痛色燃高肿起，气盛顶尖血盛红。此即《金鉴·顺症》云"气盛顶尖高肿起，血盛根脚收束红"之说。清热内消利二便，莫远逐痰治则平。气有余便是火，火盛生痰，故曰"莫远逐痰"。

辨毒歌

毒本脏腑情欲余，七情六欲之余滞，蕴蓄乖变，久积血分之中，逆则为毒也。蕴蓄已久乖变积。毒之为患，非立积立发之症也。外因抟内为疮症，在内为毒，偶逢外邪传染，兼并为患，多成疔症。与火发速

---

① 骚：通"搔"。《张家山汉墓医简·脉书》："身病痒，脓出，为骚。"

疼热急。火毒相兼，速发疼甚，焮热红肿，或兼多痒，皆属为阳，即《内经》所云"诸疮疼痒，皆属心火"之症。阴虚兼毒时疼止，夜多号苦昼或息。诸疮兼虚，每多如此，不止兼毒为然也。毒风疼痒多燥热，不兼邪而痒极，患宽者为疮；兼邪痒极，形小绵溃，傍坚患陷，为疔毒。并痰阴阳难辨疽。毒痰相兼为患，半阴半阳，微疼微热，漫肿隐红。下部湿毒黑紫腐，毒湿为患，每居下部，绵溃僵黯，腐化迟缓。邪毒肿色似橘皮。毒兼邪，令色紫贼光①，搔痒或疼，其患皮肤逆涩，甚若橘纹，亦疔毒之属也。治应解消活气血，虚邪痰杂治随依。此言治法随原施疗，亦当辨别。

庸俗以毒、火二因并论，余忖其情，理宜分辨。气逆有余则为火，血滞有余则为毒。火属阳，毒属阴，故治火之法多顺气，治毒之法多活血。毒、火二字，岂可并论。

辨郁歌

郁发厥阴少阳经，此"郁"乃肝胆闷郁之说，非内症湿食痰火气血之"六郁"也。肝为乙木，经属厥阴；胆为甲木，经属少阳。暴怒久忿累积生。肝胆多郁怒，久结暴现，患多难愈。肝木克土脾先败，脾属土，受木之克则衰。血不荣筋肿色青。脾为统血之源，弱则血涩不能荣筋，肿必兼青。又有思虑伤脾土，木黯坚胀牵引疼。谋虑伤脾之候，犹比郁结为患更甚。坚肿如岩，牵引筋脉作疼，隐胀难忍者是也。深结筋骨如石嵌，浅居经脉肿硬棱。肿深附筋，肿浅伤脉，皆是坚胀棱硬。日久隐疼食渐减，胁胀中满痃病成。久则必成疮劳。石疽乳岩失荣症，结核瘰疬痰郁凝。概言郁结为患诸因等症之名。与邪为患表寒现，郁邪相兼为患，初也附冷增寒，周身拘紧。并火生速色紫青。郁症传染，内毒为患，发速者必青紫。治宜养荣平肝木，凡治郁结之症，首重平肝

---

① 贼光：刺眼不正之光，此处比喻患处肿得发亮。

养血，方称上法。缓或可愈急焉能。此言郁结之症，以缓治，莫以急治也。青筋现露犹可愈，红筋若现命多倾。郁结谋虑等症，将溃前后，疮傍有青筋、红筋之分。肿上高低如堆粟，以上等患，若是气血过败，原肿之上，又有突肿几处高低分界。或现斑点俱难生。肿处四傍现露斑点，更属难生。溃后深顽傍坚硬，脓少清稀秽污腥。溃后顽硬，虚邪牢固，脓少清稀，气血衰败，秽污兼腥，真阴已竭。三分在治七分养，非是此症易治之说，乃言以上之患，重于加意调摄，故以三分之治相比。不比别症一类同。言其恶逆之情，难比别症易治。

辨痰歌

痰之来由非一端，脾虚肺燥内结涎。气不胜湿经络滞，运行不周液即痰。脾虚生湿，肺燥多火，二患凝而为滞，闭涩经络之中，气虚不能运化，浊液相兼，则便成痰。内症多患难言尽，疮由其发更属繁。内科由痰为患者，难以言尽；疮症由痰而发者，更也不少。与瘀凝滞紫肿热，兼火倏肿臖①疼鲜。痰与瘀为患，肿多紫热；痰与火为患，忽肿焮疼。病后虚痰成流注，初无红热三五连。病后气虚，痰难运化，多成流注，无红少热，连发三五，久则知疼现热者是也。跌扑附痰胖肿大，日久疼甚宜开穿。跌扑之由，兼痰为患，胖肿隐疼，皮色如常，久则疼甚，外透红光，即当开穿；迟则有伤筋骨，而成败症。寒痰凝滞色不变，较比诸虚高有沿。痰寒相兼为患，绵硬微肿，色聊白青。较比虚肿，边沿分界；虚肿漫延无界，为殊，故曰"有沿"。杂邪外肿速坚硬，痰肿兼邪，坚硬胀肿，始终不疼。或有现表附冷者。挟郁隐疼深缓坚。痰肿兼郁，隐疼更硬，肿溃迟缓是也。治辨随因施法药，行消之中分热寒。以上统言，分因辨治，用药之理。痰生百病形色各，濒湖云：痰生百病，食生灾。医法多端思因原。此言痰之为患甚多，医治之法，也应

---

① 臖（xìng 幸）：肿痛貌。《玉篇肉部》："臖，肿痛也。"

参思其兼见之由而治之。

气滞为患歌

气滞原由不通行，此言气在皮肤肉①脉之分，滞结不通之"气滞"；非是脏腑有余之"滞"也。逆于肉脉肿不疼。鼓胀内软无红热，喜消怒长皮紧平。每结为患无兼类，气滞之患，俱是单见，无兼见者。治宜理顺自然通。虚而走疼不作肿，终可消散不成脓。虽是有形之患，终不能成脓也。

血瘀为患歌

血瘀本非内外情，非脏腑之瘀血，乃肉脉之血瘀也，不干七情六欲之理，故曰非内外之情。或因产后伤损成。产后多有此患。疼而隐胀难移止，初肿青黯溃紫红。已溃脓黏如黍汁，黏而红稀之色。三五连络前后生。此言血瘀成患之形象也。初肿活瘀通脉络，已成排补解凝平。以上血瘀为患之治法，总以活血散瘀止疼，通经疏络为妙。

阴虚为患歌

阴虚原因血耗情，肾水不足命火生。肾属水，命门属火，肾水亏乏，命门之火自旺。外现为患形微小，阴虚之由，外发为疮，症虽关重，形确微小。干涩陷黯多兼腥。脓少淡清傍微肿，夜多疼甚昼或轻。久则形衰气尪羸②，多在手足指节生。盖言阴虚为患之情也。治宜滋阴引命火，滋阴补肾，兼用引命门虚火归原之法，二方并施方妙。六味加用补肾经。六味地黄汤剂，宜当随症加用。古虽未详余粗著，后贤考阅再分明。阴虚为患，内科向有成论，故而仲景立法六味地黄丸之方。疡科兼阴虚者，古皆代论，并无确论。余今粗分其因，后贤再为考核也。

---

① 肉：原为"内"，据文义改。
② 尪羸（wāng léi 汪雷）：原作"尪羸"，据文义改。瘦弱，疲惫；亦指瘦弱之人。

此言阴虚之理，非系症后血少之阴虚也。乃是肾水亏损，命门火旺，真阴受以耗涸，外发为疮。其理如比树木生于土中，不得藉水之养，枝稍必先枯焦之义。故而斯疾，发必由指而生。若是现于内者，必致两耳蝉鸣，眼发金花，咽燥不渴，干咳，梦遗等类是也。

此阴虚之火，乃命门先天之火也。与前歌所论，脏腑气逆积蕴之火不同。此二火又与六淫所论，夏日天气之热，更且不同也。前言六淫之夏热，乃阳运造化有余之气，古医以此夏热而言外因属火。余意其热中人为患，其人必有别虚，方能受此成病。外科为患，未便有因夏热作患成疮者。本堂故将夏热之说存而不论，止将脏腑蕴蓄乖变积热，为内因之火云。

卷　三

疔毒备要新法

疔毒辨因序

疔毒者，迅速邪阳症也。圣人云：迅雷风烈必变①。此语正其比也。详参斯患之原情，总因脏腑素蕴七情六欲怒郁余忿之火毒，偶因天时不正，运数失常，厉疫邪令之灾不能消化，传染勾引以上内因火毒而发是患。又有因刺伤皮肤而成疔毒者，总亦原有内毒隐蕴，外邪得门易入之故。其患虽属发无定处，确每生于前面或近手足者多，手足肢指，或有绵溃而疼甚者，名虽疔毒，情各有别。后背足太阳罕有生者。患现则促发暴溃者，乃内因毒火之情也。肿硬不疼麻痒木硬者，外因厉邪之象也。迟则原患僵死者，乃气不胜邪之故。其急速促其势险恶，涉此之外，非疔毒之属也。古者多医，每论疔毒亦以运数不正，时邪染引为然，或有止以内毒为患之说者。余今揣窃已久，累经是患，参忖其理，内毒外邪，二因缺一，决难成此恶患。大约偏于毒盛者，烦呕闷乱；偏于邪盛者，附冷拘紧，两相兼类者，二症并现。按其患，生则一枚，若是二三同发，形虽相类，亦非疔毒。故而古之字从丁，乃独生单见之说。又按五行，比南方之阴火也，又如钉锭之状，乃言其毒势坚固也。《正宗》之书，分论五色配合五脏，其说总系强才装饰之论，并非发明致情者也。又云：遂发遂死，朝发夕死。俱乃过言其速也。接其患情，原

---

① 迅雷风烈必变：出自《论语·乡党》。

非应死之症。多由见标之次，形如黍米，或如鱼脐熟烂之状。毒成搔痒绵溃之际，患者失于调忌，遂致暴变傍肿，形若橘纹，甚则成疱，破烂紫黯，毒汁浸流。多是秽恶不洁等气所犯之故。或硬肿微破，刺之流如冻脂状者，多系被风寒所侵之故。或晕肿坚胀难忍，多系惊震劳力所伤之故。或昏胀闷肿，多系糖饴甘缓所滞，毒气凝闭之故。或犯房劳者，肿虽类同，神多昏虚。或患傍坚紫棱肿，多系怒郁伤脉之故。皆名走黄。又有傍肿色常，如凉粉坨而重坠者，又有垂肿他处者，名为飞黄。多系死畜肉毒，或殃厉尸气等故。以前等象之理，总因患者疏于所禁之戒，故而增此格外之恶候也。患至此际，若遇明情之医，究其所犯何条之由，施法精妙，或可扶危得安，否则险而成逆，枉死者过半矣。患者须知禁戒不严，有干性命之忧也。

疔毒辨形论

以前所言绵溃者，乃初如粟米，痒即破烂，浸流微汁，色紫无脓，破时见脓，决非疔毒。甚则改变灰黑，周傍反肿，原患僵陷，乃为疔毒。若果患者自能谨慎，医法应症，五六日后，原患渐疼，似有微脓，傍肿减消，顽腐遂脱，此乃原症，未增他犯之候，故获顺愈。若系见标之后，误犯条戒，致增遍溃紫烂，或胀肿坚硬，皆名走黄。其犯条之理，各有所别，惟在医法精妙。若能投方应效，至迟数日，患处糜烂之傍，毒汁似脓，周露线边，内恶渐退，硬消知疼腐活，味现躁臭，患者可望有命矣。若是迟至数日，逆恶仍添，少汁无脓，死期无一二日之远矣。其余有似绵溃之状，内疼而患盘渐高，破出通脓者，又有绵溃搔痒，腐烂不深，微见信脓①者，原情虽因外邪，止是兼

---

① 信脓：明确形成的脓液。

染肉脉之毒，并未干犯脏腑内毒之情，二者并非疔毒之属也。又有项后绵溃之情，另有成论之理。按《正宗》之书，糊泥疔毒之情，每言曰疼、曰脓，究其真理，疔疮二形犹未分明，远近之期尚未指确。后学庸浅，终难认真其门，焉能明其准治之理，患者被其妄治之冤，何时得诉也！

疔毒辨症歌

疔毒原由内毒情，积蓄久蕴脏腑中。复因外染时邪令，抟引相兼外发成。疔毒为患，原属外因，厉邪染受，抟引内因之火郁，而成斯疾，故曰相兼也。

初如粟米灰僵疱，毒盛原溃鱼脐形。初如粟米则溃，或有毒气迅盛者，原生之初便无疔头，形若鱼脐熟烂之状。

误被六畜疫毒染，为患兼瘟更属凶。六畜遭灾，多因疫瘟，人食其肉，则能传受。若是屠剥之时，被其秽恶之气喷染者，受毒犹为更甚也。

毒盛麻痒心烦乱，邪盛附冷不知疼。疼为毒盛，不疼为邪盛。疔毒之患，不疼者多。

本固根深形坚小，速现急溃不见脓。溃则见脓，非疔毒者。疔毒溃后，毒解邪散，方能见脓。始终无脓者，百无一生。

单生一枚毒势猛，二三连发不是疔。既是同发三五枚，毒势原轻，治法虽不相远，失治也无甚碍。

疔毒原非应死症，疔症初起，未走黄之先，患者果能谨慎戒条，医者照依以下内服外敷之法，决非必死之症。余村附近各处，三十年来，未有一人因生疔毒而死者，总因治未迟失，故得速愈，可知疔毒原非应死之症也。迟误失戒难逃生。疔毒原是险症，若是失治，或犯条戒，恐致伤生。

患陷傍坚形色恶，促肿遍溃走黄名。初似火燎，次即起疱，肤变紫黑，内现诸恶，名为走黄。

失于避忌风寒入，木硬肿凉色黯青。或因响震胀难忍，血脉结涩更非轻。

误犯房劳失条戒，真阴耗泄原气倾。以上三条患情外，医治之法寻原情。以上三说，本属患情之外，原由疗毒见标之次，自不慎重，误犯之由，并非原情关重。医治之法，宜当随机应辨，按其原情施法。如受风寒，宜服温经散寒、助阳发散之法，外以回阳等药敷圈。如受响震，宜服活血散瘀、宁神解毒之剂，外用砭法，放散瘀滞为要。如犯房劳，宜服大补气血、滋原助肾之剂为要。如果施法获效，外患血脉肤肉，已应深伤宽损，恐难得其速愈。其余仍有多犯条戒等情，俱载此后《应忌论》内，医者临患酌明原情，宜当辨法施疗。

神昏闷睡心肾绝，惊悸抽搐肝已终。呕吐不休脾胃损，声音雌①哑伤肺经。

患软如瓢真气败，前贤言怕绵不怕铁，是言患内宜硬不宜软也。医若强治妄用功。

又有如疗似疮象，惟在医者辨分明。似疗如疮之症，乃溃见脓者。

如疗原盘渐高肿，护伤之名即此情。初系疗毒，原盘之周，渐次高肿，故名护伤。

傍生粟粒毒势解，凶化为吉满天星。原系疗毒将要成形，忽于周傍骤生多粟尖红小粒，名曰满天星。

一疗之次生一疮，名为应候重移轻。初是疗毒，二三日间，傍生小疮一枚，名曰应候，毒邪立解。若见以上之三情，皆属易治。其理好比痘疹险逆，忽出垫斑，症立易轻。

或有未老白头现，类似疗毒疼微脓。初如疗毒，白头溃化，微有少脓，兼之疼痒，非疗症也。

初生如疖发迟缓，虽现表里非疗称。初生初小尖疖，虽有表里相现，也非重症。

---

① 雌：声音柔细。

浆水是疔情不重，患生手足皮内肉外之际，壅聚疼甚，名曰浆水疔也。有表里症情，不甚关重。羊毛非疔有瘟名。《金鉴》言羊毛疔①，别书也有言羊毛瘟者，其理多属瘟，不属疔。

红丝同疔宜分晓，细真较重浅宽轻。红丝疔症，生于四肢手足者多，细红真切者重，淡晕宽混者轻。

阴虚初起如疔患，微肿无头暗溃疼。脱调二疽原来逆，俱生肢指命终倾。阴虚之患，脱调二疽，虽皆俱生肢指，但以夜疼昼缓、情迹轻重为所分，治当格辨。

古医分名按五色，究情致理不甚明。

余今拙辨定所见，余忖斯患确理，总以所生之处为定论，勿以五行为分也。胸腋头重四肢轻。大凡疔毒之患，生于四肢者轻，生于头面胸腋唇吻者重。四肢遥远，其余与内脏附近，故而以肢体分轻重也。

何必言经无定处，别诸善恶论死生。疔毒者，乃发无定处之患，勿可以经络为定论。临疾决症，惟凭形色辨其外，但以五善七恶定其内，生死安危，全在医之权辨。

生死存亡虽关寿，全凭早治与医精。若非医之精妙，即便早治，亦是虚投罔效，诚为早治则存，迟治则亡，遇明则生，逢庸则死之候也。

走黄疔毒，肿势形状，有深浅之分。皮肉起疱，腐烂延宽者，为外走黄，属轻；通肿坚硬，筋骨胀甚者，为里走黄，属重。

疔毒脉理，初末有反，此顺逆之分。初起之时，脉弦长数者轻，脉迟微小者重。腐脱之后，脉大弦紧者逆，脉弱有神者顺。

疔毒走黄，傍肿坚硬者，乃毒邪相济盛旺也。医治见效，

---

① 羊毛疔：出自《证治准绳·外科》卷二；《医宗金鉴》记载羊毛疔有的呈五色，有的长一丈。

脓见腐活，其肿之坚，必然渐次浓①软，似如被冻鲇鱼开化之状，其时乃系毒解邪散，肿硬始现塌软，症乃可望有命也。

疔毒走黄，医治得效，顽腐将化，脓汁通流之时，患内现有臊②臭之味者，乃系毒邪解散，真阳气至也，亦即有可望愈之兆也。然而亦不可应见恶臭甚腥之味者。

疔毒走黄，未见信脓之先，最忌毒汁闭塞，神衰离乱。腐肉将脱之后，气弱神微者，乃因初发走黄之时，真气外格敌邪力乏，见效之后，必应现此气弱之象。然而亦不可应见气败神离之象者。

以上三说，有如小儿天花痘患重症，医治得效，肿处必现大软，患孔必现臊臭，神气必然衰弱。此疔毒见效之说，理与痘症无所相远也。

疔毒辨治歌

疔毒受因有二原，外邪内毒两相兼。内毒久蓄脏腑之中，非外因之邪令，万难勾引，发而为疔。其情好比蝻③沈深土之下，忽经立夏后，更辰甲子之雷，立能出土为蝗。蛙遁黄泉之中，若无三伏中渥沛④连绵之雨，不能出水鸣跳。总是物类相感，病因灾生之理也。

毒盛呕恶心烦闷，毒盛为里实，脏腑为毒所伤，而致呕恶烦闷。邪盛拘紧外增寒。邪盛多表实，气血为邪所滞，阳虚致增外寒。

里实清毒内疏法，毒盛里实，法宜内疏，黄连汤治之。里虚安神兼解痉。毒气过盛，内脏反虚，渐增神昏愦乱，法宜内托安神散投之。

---

① 浓：通"脓"。《后汉书·华佗传》："佗以为肠痈，与散两钱，服之即吐二升浓血，于此见愈。"
② 臊：原为"躁"，据文义改。
③ 蝻：仅有翅芽还没生成翅膀的蝗虫，即蝗的幼虫。
④ 渥沛（wò pèi 握配）：充盛。

表实七星重催汗，邪盛无汗，或附冷，法宜七星剑汤主之。表虚小柴并清肝。邪气内抟，而居少阳之分，寒热兼作，法宜小柴汤加减和解为妙。

蟾酥丸施内外治，发汗敷毒效称仙。蟾酥丸，服敷之妙，后有成论。

内固护心两便用，毒伤于内服则安。内毒里虚，宜以内固清心散，或以护心散兼服俱妙。

初起束毒蟾酥妙，重加麝香逐邪端。此言蟾酥丸面，重加麝香，有宜于外敷疔毒之妙用也。

灸最宜早多禁戒，手法急施莫迟延。走黄汁凝棱铁刺，毒黄呕尽自然宽。走黄，肿处淡嫩，针刺流出毒水，凝滞不通，即以银花、贯众、甘草煎汤噙吸，仍滞涩者，再刺再吸，必效也。

麻黄虽热万莫畏，山甲误投命归泉。二说此后俱有成论。

甘草壅滞莫用多，甘草之性，虽能解毒，甘缓壅滞，不能达外，莫可重用。必须见脓之后，再宜加用。黄芪也然。硇砂首用紫霞穿。化腐提毒等上药，内对以番紫硇砂更捷。

外宜汤洗涤毒法，逐风荡凝活血源。汤洗之法，立有加减成法附后。

疔毒非同迟缓证，如比痘疹几日间。药不应证误时日，危亡之咎在眼前。此言疔毒乃险速之患，如比痘疹止系数日之间，休言法不应证，若是迟误时日，眼前便有性命之忧。

似疔如疮随因治，法无相远理所关。绵溃兼疼，或有微脓等证，多系似疔如疮，医当随证之情施治。

红丝羊毛与浆水，后有成论各所言。三证之法，后有成论。

阴虚脱调非疔证，情形治法另门专。阴虚之说，前有立论。

古方多繁今择要，临疾应辨增减删。用药之法，不可专执成方，宜当临疾应辨。

凡治疔毒，内服之法紧要者，有二应用、有二禁用、有二酌用。应用者，汗与解也。汗若通，则邪气减；毒若解，则真气旺。禁用者，补与托也。补药甘缓，气愈滞而毒愈盛；托性腥发，肿愈甚而邪愈凶。酌用者，降与热也。诸实无疑，降法早施；寒阴果真，热药方可。见效之后，专守一法，止以宁心神之剂，毒解邪散，心神先虚。兼以解毒和中之法，伺脓通腐化，再按疮理溃疡门治法。

疔毒应忌序

疔毒之症，虽属促暴，由见标至死期，速者亦得五六日。余阅外科三十年来，未经朝发夕死者，可知古人之说，太为过言矣。虽言五六日之速，亦多由失于禁忌，疏于调养，而致暴变走黄者。按斯患不犯禁戒，仍有不走黄无害者，更亦不少。余念及性命关重，作此应忌歌论，预奉患者，知诸误犯，性命之害非轻。

疔毒应忌歌

疔毒应忌各等情，说与君家懂①记明。风寒霜雾远来客，孝服殃气并道僧。

行经妇女共鸡犬，膻羊狗皮煤油灯。糖饴椒酒腥发味，山甲烈发响震凶。

暴怒房劳犹更甚，以上俱在禁戒中。古条诸香咸为戒，理之是否今难明。

病者如不遵条守，恐致暴变立见凶。止因生疔不致死，多由失戒丧残生。

注：疔毒者，暴速险恶之患也。古人立论，禁戒甚多，较比别证，犹当加慎。患者所禁之例，稍有忽失，倾刻必生异变，害即立至，悔不可追，亦

---

① 懂（jǐn 谨）：谨慎。

不可专责医法不精也。故而古人谆谆戒止，爱命君子，须当自重，免生中变。余因久临是患，详参古遗条忌，多有隐情未备者。余今冒陋，复加增诉，以奉同道，并受①患者明鉴。疔毒受灾，原因天运失常，厉疫之气，随风寒传受，勾引内毒而为是患。禁戒风寒，以远助其凶邪之标。霜雾本系寒暑有余之候也，远行之人，涉野登尘，披冒寒邪肃杀之气，受患者避忌，理同起居应忌之义。孝服忌见者，乃是避其死殃之恶气，亦不止孝服为然。但是守丧之人，咸在禁例。古人止言孝服，未言临丧，后学疑是白布孝衫即能坏证，其理总系后人不精，而致未辨。僧道者，因其近乎鬼神异妄之事，令其近见，恐生异变。妇女经候之期，恶积下沥，不洁秽污气味，偶而触犯，邪恶得济，患立凶发，生患者犹当甚慎。鸡犬者，每食臭粪，乃属腥秽之畜，最能助邪增灾。铺穿羊犬等皮，与眼见鸡犬，更为应禁。现今新兴煤油，其气味躁燥，人若误饮，即能毙命。疔毒受其气，臀发促速，溃疮被其熏，难获功效。余每经屡察之理，非敢妄言也。糖饴乃甘缓壅滞之物，患者误食，气血凝闭，邪毒不得解释，而致不救。疔毒用山甲，服即走黄，后有立论备细。响声惊震，地动梁摇，疔毒见标之次，受其震者，即时血凝经结，肉脉晕胀，筋骨强直，总因心肾肝脾，过受其害之故。前贤未言及此，情更属甚，费力劳摇，忌同此理。勤于工干之人，生疔毒者，自宜禁慎。椒酒发腥，皆能损气发病。再者暴怒伤肝，神脉横解，昏悴立现。房劳伤肾，本竭精亡，真气立衰。以上诸如等理，总合证类相触，致生异变，非属离空不合性理之论也。患者如能禁慎戒条，兼之医治之法，便可百无一失，医患二家皆得幸甚。又有诸香禁忌之说，余所蒙懂，实难忖悟，大约犯者无甚干碍，然而亦不可删而不录，以废古贤之鉴焉。大凡疔毒，医治得效，见脓之后，便与疮同。即便经妇，殃气鸡犬，不在禁例。其余辛发、气怒、房劳、惊震、煤油、羊皮，仍须禁忌，以免意外之变。

疔毒邪盛勿畏麻黄论

疔毒见形，必系身紧无汗，甚则必致增寒附冷，即为邪盛，

---

① 受：授予，付给。后作"授"。

致有以上之象。故而古人云：邪与表征①则寒，邪与里征则热。若待发热烦呕，邪已传里，而与毒搀，其患将要走黄，变为逆证矣。古方有七星剑汤，施之此际，催发重汗，效见影响，此皆麻黄之力也。或问曰：麻黄性热，世所知也，疗毒非毒火而无是患，疗既火毒，投以致热之药，而反得效者，何也？答曰：疗毒之患，邪由外受，勾引内毒外发，毒邪兼染，则为凝滞，总系阴阳乖变，逆于肉脉之分。麻黄能发里中之表，逐邪出散。邪既漫散，毒无所附，血脉得通，汁水时流，毒自患孔随汁水而泻。毒既解释，阳气便盛，脓从气化，欲其不愈，无所得也。

麻黄虽是致热之剂，性能由内直发于外，邪从腠理逐出，其热决无傍伤之虑，兼之解毒之药，而有何害？然而当以随证施用，若逢无邪表虚之患，须当禁用。

蟾酥麝香敷毒论

疗毒之证，无论麻痒木疼，其患总属迅速。初小形恶，变发急促，若待走黄，十伤八九，医治之法，勿可迟误。但见初发形险，即将蟾酥丸之原料，倍加麝香、蟾酥，予研为面。如瘀滞色紫，用醋调涂；如风寒色白或暗，患处不热，用姜汁调涂周傍，勿临患近，厚至分许，干则以余汁勤润方妙，此乃外治束毒之第一法也。古法虽多，余今择要录备，惟恐临疾不效，而误生命。但以此法为信，百无一失。其药得效，尽在蟾酥、麝香之力。疗之一患，止于毒邪。蟾酥束毒，麝香逐邪，毒邪既难漫染，走黄之患决无忧矣。毒黄不能走散，原患不过寸许，伤害何足道哉！继之内服之法，使以气血通活，脓生疼见，毒邪全解，证得效愈。医若辨明此理，岂有枉死之患。若遇初发

---

① 征：存疑。

疔毒，表里相现之际，用蟾酥丸，热葱汤送服。见汗之后，毒解邪散，患自减半，溃后患内上之，化腐消坚，其功亦仗麝蟾之力也。

灸法辨施论

隔蒜灸疗之法，前代之医，精于用者，每获奇验。近代薛立斋深明外科之法，每以灼灸得效。然而古人总有私己，未常尽意发明用法，后人照其书传而用，反致坏证。余参其理，亦不可舍而不用，更不可专意概用。其法以早莫以迟，以轻莫以过，可以灸在患顶一处，不可遍灸傍肿之处。早灸轻灸则能开发毒气，迟灸过灸则能反助毒势。灸患顶则能导毒外出，灸傍处反致伤肤坏脉。为医不精此法，宜当戒用，勿可偏凭书载为实，而误证患。

法歌：灸疗虽是古医留，迟早轻重辨情由。早施轻灸开毒道，遍灸过甚立见忧。医学不精宜禁戒，勿可定按古法求。余今窃著两便意，谨慎戒用莫强投。

疔毒辨刺论

用针刀之道，当分开法、刺法。开法者，乃用于肿毒有脓之患，不可开之太早，必以见脓为当，前有开针定论可察。刺者，乃应用于绵溃之证，疔毒、对口、后背等患，此言疔毒用法。以刀针挑至知疼为止，或十字样，或丁字样，务以刃口开豁，易于上药。虽云宜早，亦必待僵头已见，原盘渐现之际。其患若刺太早，恐致毒气内攻，若能刺法得时，毒血泄出，邪无所附，而无走黄之害矣。患孔毒汁流迟者，再行刺挑，遂以蟾酥条、紫霞膏等法，上塞患孔，毒邪解散，气血得通，而脓自生矣。疔毒自初起至三四日前后，若无毒汁时流，易于走黄，必是坏证。

用针刺之法，不时挑之，恐其僵腐闭塞患孔，毒汁不得通流，药不济力之故也。

法歌：疗毒原不与疮同，疗宜早刺疮宜成。疗毒刺迟毒已走，痈肿开早真气倾。前医纷论各私己，后贤宜当择善从。庸医执偏误生命，致将错咎推古风。医学功课如果确，开刺应否自然明。

误用山甲坏疗论

穿山甲之性，傍行经络，穿通猛盛，走而不守，味腥燥①臊，乃发性中之最烈者。同温补之药，能托平塌不起附骨等疽。疗毒乃邪阳暴患，最忌发腥等物。疗毒将发，圈束拦阻，犹恐毒黄走散，岂可用此横行穿发之药？其理如比柴堆失火，水泼土掩，犹恐不能止息，安可以杆挑扬乎？疗毒若至将欲走黄之际，服用山甲，多致害命。其理本是利于水者，必不利于火。《正宗》之书，立方用山甲，而名化疗内消散。既是疗毒，原关情重，决难消化。既能消化，本属毒轻，决非疗毒。按《正宗》原论之理，便则糊泥疗毒之形迹，多有疮、疗不分等语。不悟药性症理之情，妄立成方，贻害永年，诚为理之谬甚！后人照其遗方，屡投坏证，始终装未醒耶！

论歌：山甲之性专横行，穿发走散通络经。疽生迟缓宜当托，疗毒误用定伤生。庸医杀人犹未省，止将古方示为凭。但愿高明多加意，患者幸甚己也同。

红丝疗治法论

红丝疗，多生手足四肢等处。原发本是疗毒，盖因自患之

---

① 燥：原为"躁"，据文义改。

间起一红线，直奔胸腹。其理总是毒来猛甚，比如海水潮盛，江河反行，逆流而上之义。其丝之色紫真者重，淡宽者轻。急当速施砭刺法，宜棱针于丝头尽处，刺出恶血；或以玻璃尖锋砭之，得以血出急速，功效甚捷。红丝消灭，其毒自减，次按疔证门治法，自然效愈。

法歌：疔发红丝毒热凶，初由肢干奔心中。色紫细真形势重，淡宽涣漫微较轻。治法迟误多难救，手法急施便可生。法宜针砭寻尽处，形消影灭功效灵。

羊毛疔治法论

羊毛疔，诸书亦有言羊毛瘟之名。疔者，盖因邪令兼内毒而生，形小险恶。涉此之外，岂有疔名哉？故有言瘟者，其理确属情通。原由总系暑热之际，受以疫厉之灾，抟内为患。其证始发，前后心处，势若隐疹，甚则紫黑，呕哕烦闷，多现里证。内服宜以清表解毒之剂，外用针挑班点，出如羊毛之丝，即用黑豆、荞麦，研粉涂于患处，即时汗出可愈。或用雄黄末，以青布包扎，蘸热酒，由前心自外而内搽之，遂即搽于后心，其羊毛丝形，全行占出。愈后戒饮茶水，一二日则安。

法歌：羊毛疔本是瘟毒，初如隐疹两心出。甚则班紫渐变黑，外寒内或呕恶吐。法宜针挑羊毛出，黑豆荞麦研粉涂。雄黄布包蘸酒搽，毛丝占尽患立除。

浆水疔治法论

浆水疔一证，多生手足指上。初发黍米一点，隐含皮内，色紫或青白不一。遂次渐发宽染疼痛屡增。亦有增寒附冷者，或呕恶心乱，故有疔名。其患最宜早开，迟则陷窜肌脉。法以棱针刺挑老皮，用利刀临患边之际，将外皮全行割去。手法宜轻，勿伤好肉为妙。溃处以玉红膏贴之，渐可痊愈。

　　法歌：浆水原属毒势轻，因现表里有疔名。手足指间皮内现，隐色黑紫或白青。疼痛渐增甚难忍，串染肤烂内溃通。附边割皮休伤肉，脓水泄出立见轻。玉红膏敷避风寒，肌肉遂生皮敛平。

卷　四

四要外治法则医方

险中四要证受患情形论

余论外科阴险证中有四要，遇明早治则愈，遇庸或迟治则误，故言曰要。涉此之外，其余别证，即便逢庸失治，也不致生死立判，故而难以一言尽细。医者若果明情精法，早于调治，患者性命，十中可愈七八。虽言如此，患者须宜保守禁忌，方能两全。医能治病，不能守病。每逢投方见效，忽而暴变，多是患者失于内外禁忌之过。屡投方药不效，妄言患者之过，是庸医无能，拉香盖臭之责也。其四要之证：一曰邪毒阴疽，一曰疔毒，一曰时令瘟毒，一曰附骨阴疽。附录于下。

邪毒阴疽，乃绵溃之证，初如粟米，或紫僵毒疱，皮破内坚，微有毒汁，谓之绵溃。多因邪盛之由。邪之一说，另有备著《辨邪歌论》。初发木痒有兼疼者，木痒为邪盛，疼为毒盛。此是毒邪双伤肉脉之分，故而疼痒并作。遂次重坠胀甚，足太阳经，因气少湿盛则重坠，血多为毒所滞，因而留瘀胀甚也。此乃阳经中邪阴之证，阴经中，或也有生者，惟足太阳肩背项腰，气少多湿，每生此证。又为迟中之险证也。中年人虽生此证，亦不甚重。阳气盛旺，湿不能滞之故。

疔毒，亦系绵溃之证。多是麻痒不疼者，邪伤肉①脉，毒居脏腑，故而患处痒不知疼。绵溃似疔毒，即便有疼者，也不为重患。若多兼气虚、毒盛之证，疼隐半身，或不知疼之所在者，治宜汗散之法，兼加解毒与滋阴则安。遂次原患僵陷，傍肿坚硬。原患陷，肌肉死也。傍肿坚，气

---

① 肉：原为"内"，据文义改。

难敌邪，要走黄也。此乃阴经中邪阳之证也。阳经手足面部也多有生者，惟足太阳腰腿罕有。手足指间，有似疔毒，每多疼甚，大约不干兼邪之义。诸书云疔也不致走黄，或因生于诸经尽稍之处，为异耶。此疔毒一说，另有立就备要成法歌论读记。其患又为急中之险证也，童子生此患者罕有。不犯七情六欲等因，虽受外邪，不能成此证也。

以上二证，乃一因分二情之患，治法初起，皆当发汗。《内经》云，汗之则诸疮已，即绵溃附冷恶寒之时也。惟邪毒阴疽，应加温经助气之药，因阳虚多寒之故。外法宜用汤洗桑火烘法，如多瘀滞，兼之砭刺之法，放其毒瘀。惟疔毒，宜加解毒散邪之药，因邪盛毒即滞之故。硬将消，邪散也。脓将见。毒解也。惟邪毒阴疽，宜用托里之法。因患盘漫延，不起发之故。惟疔毒，宜用清虚热、宁心神之剂，因毒消而心血先虚之故。至脓通腐化。名曰溃疡。之后，方按溃后等法，应以提补、补中益气汤加减，因前被邪毒所克，清气下陷，不能接济之故。助中、八珍汤加减，因毒邪外攻已久，内脏荣卫亏伤之故。和脾。香砂六君子汤，胃爱丸。脾气健，肌肉则生，免生异变。以前余所言邪毒阴疽即项部对口疽、玉枕疽、三发背、莲子蜂窝等发，名虽各异，情共相同。无非受因成病，以虚实寒热毒邪各偏，而分疼痒轻重也。

又有阴阳诸经交会之处，项前肩颐胸腋。若发邪令之患，正令等疮，不在此论。现证之初，较比疔毒、邪阴二证，形势犹为更甚。究实证情，确属易治。迟治也恐生变。按其原由，亦因瘟气兼毒受染之故，与大头瘟之理，无甚相远。其形似疔毒，色多紫黯，而不甚深，止于傍染宽延，似绵溃不即糜烂，似肿毒又不成盘。渐次腐溃，色异脓稀，或致臭秽。按其形迹之理，总系阴阳互相之处患生，亦致两疑也。初治之法，虽是亦当表汗，应以清瘟解毒滋阴之药兼用，须当远于温补，可获效愈。按此证情之名，故曰时令瘟毒，与《金鉴》之时毒之名相近。余每临此证，忖其致理，当以阴阳经交之际为论，究情施治，勿以定处言名为理也。

以上三证之理，乃一因分二经，二经兼互，又成一证。此三证受灾之原虽一，不过由阴阳经中，分现见证，而致各所偏异也。初治虽系俱当发散，《内经》之旨，即此之谓。兼加温、解、清之不同，总因经络有别，而分虚、实、寒、热也。察此以前之情，始知《金鉴》论治外科，以经络为首要之理，为古今之总路矣。

附骨阴疽，无论阴阳诸经，总因原生深缓，而有阴疽之名。多生肌肉厚处。肌肉厚处气行迟缓，湿液凝滞，则能为患。皮色不变，初疼隐隐，原生贴筋附骨，肉脉未便受病，故而皮色如常，疼在深处，故而隐胀。无红无热，红热为阳，否则属阴。漫肿无头，俱为深结阴盛之故。多因湿痰为患。肌肉厚处，气行迟缓，湿滞凝积，便即为痰，故不红热。或因跌扑闪挫，血液积滞筋骨阴分，气难运行，故而疼兼隐胀，久则难移行走。或因房事后，被风寒所袭，真阴耗散，气血亏乏，风寒易入，为患更为阴盛，故无红热高肿之情。或因病后血伤寒凉。荣卫过虚，寒阴滞涩，又有不疼隐胀坚硬者。以上多原情由，总不过痰瘀风寒为患，初生也多有现表者。增寒附冷，为表实邪盛，医名曰现表，概因阴分亏虚之故，里虚则表必实。此阴疽之证理，仍有《改著阴证歌论》以备记诵。初治速宜温经散汗之剂，温经则痰行瘀解，汗散则风消寒逐。如五积散，阳和解凝汤，宜当察其痰瘀风寒之所偏，加减为妙。外以桑炭火烘法为要。桑火最阳，能提阴毒外出，亦能消散。如不能消，也可移深居浅，次用补气之剂，加山甲、皂刺托之。山甲之性，能助补药托疮，外发成脓，皂刺逐痰通络，解凝行湿。伺疮势微高，傍肿渐消，阳气盛，则毒气自减。疼束疼归一处之说。外热，患移浅，而热始见。外透隐红，按则疼痛难忍，鼓胀似有软陷之处，内脓已成。急宜速施开针之法。内毒宽染，若不速开，伺其自溃，多成漏证。斯疾至大脓溃泄之后，宜投补中健脾，谨慎调养，或可十痊八九，不致有枉死之过。以上所言附骨阴疽，即俗名贴骨溜之证也。如失调治，溃久成漏之败证，俗名疮痨。治者应宜滋阴健脾为要，不犯诸逆，或亦可愈。

以前四要，原情治法，乃入道致简之理也。前代多医，不言受患原情之切理，多以装饰为能，设著图说章式，专以成书悦目为名。图说章式，乃门面也；精学达用，乃资本也。比如开设一铺，虚装门面，不入资本，生意①岂能成就。岂知后学才欠艺浅，阅见纷纷，多论而生厌烦，或照图察方，每致不效，自然疏远此道矣。余今故将暴患分为四论，但言形情之理，不言部位之名。所有疮患，若居险穴，证势原不关重，终亦无害；即便原生不在险穴，证现逆恶，恐难逃生。古人分名论穴，而为壮观，岂知遗难后学之道矣！故而本堂以证情确论，为学者之引领。以气色神脉、五善七恶，别患理之轻重。诚恐疡科之道，因难失远，特立简法易人之说，以公于世。学者果能精明四要之理，成名之望，自然无远矣。贤者如遇绵溃附骨等证，不必翻察他书之图式，止将此原情致理，平素功学实确，按证投方，随其寒热虚实加减治之，无不效愈。证犯七恶诸逆，医者倍加仔细。其余内因为患诸疮等理，久而自能近妙，即《金鉴·总论歌》云善治伤寒杂证易，能疗痈疽肿毒精之义也。

险中四要证简便治法论

以前疗毒治法，另有成论。按：邪毒阴疽，初起用五积散，

---

① 意：原作"易"。据文义改。

可治坚胀不甚大疼之证。多系阴毒过甚，气虚湿盛。若无汗恶寒，加荆芥、人参，发汗固正气。若闷不舒畅，加木香、厚朴，顺气行郁滞。或初起用荆防败毒散，可治毒邪疼胀，表实里虚之证。毒邪若盛，真气必虚。若疼痛难忍，加乳香、没药、官桂，通结活瘀滞。若附冷拘紧，加麻黄、苍术，发表散邪气。若傍肿坚胀，紫光暗亮，以上二方俱宜加大黄酒炒黑、皂刺、红花，消坚破瘀滞。若项沉头重，以上二方俱宜加车前子、滑石、泽泻，以泄湿热。其余随因加减，务应重发通汗。如按前法未效，乃毒阴邪恶太甚之故，必宜再令汗通。若表里通和，其患必应。傍硬渐消，原盘微高，兼之外上之药汤洗烘法。患孔毒瘀等汁时流，再以托里透脓汤服之。伺脓生腐活，再投解毒助气之剂，如托里消毒汤，随因加减。至腐肉脱尽，再换扶理脾胃，如香砂六君子汤加味调理。若阴虚，以六味地黄丸加用，渐可收功。以前之证，首尾忌用凉药。虽有大便不通者，总因毒邪伤于肉脉，真气外敌，故而阳明虚秘，非内脏真有实火结滞者也。若用凉降之剂，恐致真阳受其克伐，毒邪遂即攻里。患者受害，医者犹未省其理耶。如不可解，或止用大黄、芒硝，加入以前发散托里剂中而下之，明者宜当权辨施用可也。

按：时令瘟毒，初发多兼发热恶寒，咽紧头眩。甚则心神恍惚，气粗痰盛。或多邪盛者，谵语妄语，目瞪眼浑，邪乘内脏，故现此象。不但疮证如然，痰证伤寒皆可挟此。肿处紫暗，宽延胀疼，法用加减荆防败毒散，随因加治。恶寒无汗加苍术、麻黄、独活。咽喉疼肿加元参、射干、大青叶。肿疼头眩加银花、薄荷、白芷、乳香。气粗痰盛加陈皮、厚朴、胆南星。心悸烦闷或谵语加菖蒲、远志、茯神、连翘。二便秘燥加大黄、木通、归尾。

外法涂以二味拔毒散①，或加蟾酥丸面。疼肿紫热加大黄面炒黑、儿茶。坚硬色暗加皂角面、风化硝。木胀不热，加肉桂、独活、干姜。若胀塞疼热，内必残腐，即以棱针或玻璃尖锋开刺，出红黄泄脓之后，用以解毒汤洗之法，外以玉红膏涂盖，渐可收功。

按：附骨阴疽，初起无论痰肿湿滞阴凝等理，俱宜发汗为要，亦宜以五积散、荆防败毒散，察其诸原之理加用。如痰凝，加皂刺、枳实、陈皮。瘀滞，加红花、赤芍、归尾。寒盛，加炮姜、附子。邪盛，加苍术、麻黄。跌扑为患，加续断、乳香。俱照前法发汗，见汗一二剂则止，不可屡发。恐其表虚，即换阳和解凝汤，消之为要，兼以桑火烫洗加减等法，或可消散。若患居下部，形神健盛，或用流气饮连服亦可，如不能消，或可移深居浅。其患势欲将成，换服托里排脓汤。寒邪，加肉桂、炮姜。痰盛，加白芥子、茯苓。疼甚，加乳香、没药。脓生迟缓，加鹿角霜煅、乳牛牙煅黄，研，伺脓成速当开之为要。若失其时候，其自溃，恐致内陷空宽，多成败证。大概习学外科开疮之难，止在附骨一证。因其患居筋骨致阴之分，内虽成脓，外膜仍生。未曾久经斯患之医，实难辨晓明确，非同阳痈高肿脓浅之比。余将阴疽已成之象，复加表白，可知脓成应开之理：第一，以手按患处，内似绵软，深按疼甚难忍；第二，原患之上通热，似乎温和之暖，或皮现隐红浅光之状；第三，以双手自患傍捧挤，原患之处，似有高纵之象，脓必成矣。其用针开之法，深必宜进寸许。其用针之人，心在一定，莫要手惧，将

---

① 二味拔毒散：该方出自《医宗金鉴》，由雄黄和白矾组成，功用解毒燥湿，杀虫止痒。

刀急入速出，患者必不致于甚疼。其法行之二三次后，心手自然了然矣。若能精明阴疽开法之理，其余高肿阳痈，更且不待言矣。以前附骨疽证，或开后或自溃，内必空宽远陷，宜以冲和膏对乳香、肉桂、当归，摊贴绑缚①，留原患口流脓。勿令患内摇活，恐致新肉受伤生迟，变生漏证。其四，要以致内因各情，诸疮溃后腐脱，其时毒解邪散，内服之药，大概止以治虚之法，滋补气血，调养脾胃为首，非比内科用法繁乱之说。外上之药亦然。此后俱有备著成方，施用便可收功。

又有如附骨疽一证，原生胸腋肋胁，内与脏腑相近等处。起初必由内现哕逆，或喘促，或脾胃不和，内常酸痛，不能工干，身弱神衰。渐次外发隐肿，皮色如常，胸背阺曲②，不敢伸舒。多有患处不知疼痛，便则溃破，肿势虽不甚于宽高，稀脓反出甚多，其患实乃内痈外溃之证也。古人未言内痈外溃之论，余今补著此说，确乃实在情形。或问曰：内痈原生脏腑，如何能以外溃？答曰：大凡肝脾肺胃肠，各所生痈。将发之前，内证喘嗽，酸痛先现。随次患处必然贴连腔内，经年累月，外渐隐肿。久而溃泄多脓，精神故先衰败，胸腰不能伸舒。即便有可望愈，决难一时收功。伺证痊愈之久，其所患证之本脏，方能脱离内腔。证虽能有可愈者，亦在患病之人能于静养，慎于禁戒，方能脱累。按其患之由，乃系原来之败证。治法虽与附骨阴疽失治，生管成漏之理，无甚相远；受证之理，应以内外之情，分格为论。附骨疽初治，法宜散汗解凝托里，此证初治宜应和荣解毒滋阴，溃后方可与管漏、疮劳之患，并理同治。

---

① 缚：原为"搏"，据文义改。
② 阺（dǐ 底）曲：阺，同"抵"，抵拒而屈曲。

凡治以前所论管漏内痈外溃等证，虽有气虚之情，亦不可骤用十全大补与补中益气等剂。倘若以气虚投方，必致虚不受补，而反烧热烦渴。余每治斯患，先以麦味、归芍、知柏地黄等汤滋阴之法，或以柴胡四物汤，或以归脾汤、蜡矾丸、护膜散、川椒水等法治。令气力强壮，再投补气健脾之药收功，或可十中痊其五六者。大凡疮科溃后成漏等患，止系附骨阴疽，并骨槽风、流注、瘰疬、内痈外溃等证。其余诸患，决非成劳久累之证也。

以前附骨疽，乃属不内外因为患之情，每生必在肩腰臀股等处。内痈外溃之疮，乃属脏腑积蕴隐毒外发为患之情，每生必在胸腋肋胁等处。虽然皆系皮色不变之证，理各有别。医治之理，但当究其气色神脉善恶之情，如能可治，或①有十痊五六者。其外，仍有类似附骨疽，与内痈外溃之形者一证，先有腰腿酸麻，木胀疼痛，久而始觉漫肿，渐次胀疼，肿溃之形，似比附骨阴疽犹且缓慢。究情原来属逆，患由总因谋虑不遂，忿怒隐郁，气结脉缩，肝脾两伤，故而内情先现，后始外发。大概斯疾与失荣、飞鼠②、乳岩等证之情理无相远，每多生于妇女。按其患名，当曰隐郁外发，生斯证者，百中恐难逃其二三。医者临证，若不审确各情致理，概以一论施疗，恐有劳而无功之咎，勿可不惧也！

　　按：附骨阴疽与内痈外溃之患，形多宽大，将成，必现疼胀等情。其二证者虽险，十中可愈其半。按隐郁外发与流注、瘰疬，原生并非一枚，必系前后连发几处。将成，多有不见疼痛

---

① 或：原为"互"，据文义改。
② 飞鼠：即鼠疮，指淋巴结核。

便溃者。此二证形势虽皆相仿，而隐郁外发之患，系乃原来逆证；而流注之患，本由病后气虚失于运化，痰滞经络，结成斯患。法宜脓熟开溃，治以行痰补气之剂，每多无失。以上四证，初肿虽皆皮色如常，发无定处之患，轻重顺逆各所有别。医者不可不辨，而负庸者之名也。

险中四要尾序详切论

按：陈实功著《外科》，名称《正宗》，创立多患之名，演增千数方法，纷论情出万状。大约尔医当日，未便阅经如此之多患，盖由精明医理之中，又加强才装饰，而为展己之能。不思后学之人，谁有圣哲聪灵，岂能广记多端，反致贻误入门之道矣！余今设著四要之说，而将外因受患暴证之总理，撮分四门直路，以引后贤易入之便。其一，将前身之患疔毒，总合一理，分情加减用法施治。其二，将后身对口、玉枕发背、莲子蜂窝、肾俞等发，但是绵溃之患，名为邪毒阴疽，总合一理，分情风寒毒瘀痰湿之偏，加减用法施治。其三，将胸上肩颐，诸经交互之处，受以邪瘟成患，分其瘟邪，何所偏盛，分情加减用法施治。其四，将后身漫肿之证，痰注发、黄爪疽并臀疽、环跳以致股部、伏兔、股阴、股阳、咬骨等疽，但是初发皮色不变等证，名为附骨阴疽，总合一理，分情跌挫、劳乏、痰湿诸郁之偏，加减用法施治。

以前疔毒初起治法之理，总不过发汗温经助阳驱邪之道。时令瘟邪二毒，初起治法之理，总不过清瘟解毒兼散之道。附骨阴疽，初起治法之理，总不过解凝温经散汗活瘀行痰之道。其四要为患，虽各有兼内情者，总由外因瘟邪勾引，致使内毒传染。医当急则治标，故当以外因为重。外患既除，内情不治自安也。其理如比外寇剿灭，虽有内奸不剿除，自必隐改。其四要溃后治法，亦不过以十全大补汤加减，滋培气血；以香砂六君子汤加减，扶理脾胃；以内托安神散加减，理其神气两虚；以归脾汤加减，宁神益智；以六味地黄汤或丸加味，滋阴平热，引火归原。其理如比贼灭国亏，设法变通，敛货财以厚社稷。内情阴阳调和、荣卫充足，其外新肉借以上敷等药，自然收敛而愈。其理如比烟尘扫尽，良民失所赈饥寒，以安方土。以上三理之说，明者必能洞鉴。余治外科暴患之法，只因愚性欠明，专以守拙为本。肿疡溃后，止用三二十方，随因加减，永未出乎法外，亦俱未尝有误。余将四要肿溃治法，聊言大概，敬诉同道君子。舍繁执易，必有成效。涉此四说之外，其余起发迟慢等疮，俱非生死立判之证，必皆关乎内因七情六欲之由。余实不敢强知妄言，学者如遇内因诸疮，宜当照《金鉴》察其患名，辨理用法施治；或以本堂下册医案，寻情辨治亦可。贤者如能洞策尽理，再为立论，公于世用，并有幸焉！

以前四要之论，原为发明证情致切之理者也。其原论之内各方，俱按古方，或增加法，未敢自立一方。学者当将前论而作施法明理，两相兼用，若止专作施法之用，初学之者，未免难进。当以本堂上册医案兼并习悟，自可入道也。

针刀图式

开疮刀：开疮之刀最宜薄利锋锐，取其速入急出，患者不致疼甚，不可用厚钝者。

三棱针：三棱针用其刺放瘀滞毒血，取其刺孔宽豁，瘀汁通流，不致闭塞之便也。

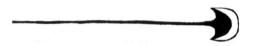

平刃刀：平刃刀用其割除死腐余皮，用之随手得便也。

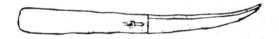

月刃刀：月刃刀用其割除深陷之内瘀腐，用之随手得便也。

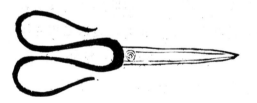

镊：镊者，用以夹①捏余皮顽腐，以得刀割之便也。

剪：剪者，取其剪除瘀腐离活未脱。若用刀割，必致揪扯内肉，患者必难禁其疼极之苦也。

凡用开疮刺瘀割腐之针刀，止以五六件，足其所用，何必多预。现在每有一等贪俗、冒充医道之辈，临证必将所持针刀，

---

① 夹：原为"枷"，据文义改。

歪斜长短，多致三四十件，摆列示众，以壮其艺。究其隐意之理，实乃骗世虻①人者之本也。

外治诸疮用法则列

一、用砭刺之法，必系患处瘀滞不解，紫暗胀甚。由初起每日用其法，至见通脓则止。

二、用桑火烘法，亦宜初起烘之畅快，至脓生之后则止。

三、用汤洗之药，必在砭后烘前方妙，至腐尽肿消之后方止。

四、用紫霞膏，自初起至瘀腐将脱之时则止。如过时强用，患者难受其疼，反致有害。若初起患面有僵腐蔽塞，以棱针刺至知疼，作捻上于孔内。

五、用灵药，必须腐活不脱之时，对乳香、煅石膏、冰片用之，至腐尽则止。如过用甚疼，则害新肉也。

六、用玉红膏，自初起至收敛之时，不可一日有缺。溃孔细小者，不在此论。

七、用回阳玉龙膏，涂敷阴盛不热、坚胀之证。加入皂角面、广木香面并用，或用皂角妙贴散，对肉桂面或干姜面也可。

八、用冲和膏，涂敷阴阳不辨之肿。对蟾酥丸面，或皂荚面皆可。

九、用生肌等药，必待腐尽之后。如患者气虚，肌肉生迟，加人参面。如患处色黯，多系风寒所伤，宜加肉桂面。如新肉平满，又即胬出口外，刺之不疼，乃系风肉，宜当每行刮刺，放出瘀血，对干姜、肉桂上之，渐可敛愈。又有手足之患，溃后即时新肉高突，动则疼甚，乃属阴虚。忌用针刀，宜以熟地、

---

① 虻：疑为"蒙"，同音致误。

乌梅烧炭，或对轻粉、血竭上之，久则自能收缩而愈。

以上应用等法，但系项后、腰脊绵溃诸证，止执以前等法加减施治，不必多择余方，以乱入门之道也。

医　方

仙方活命饮、神授卫生汤不如荆防败毒散论

余初习疮科之道，便知尊宗《内经》之理，仙方活命饮原无汗散之功，神授卫生汤多兼清降之法。《内经》云：诸疮汗之则已。乃千古不移之道也。前代之法，皆以活命饮、卫生汤为首称，便有疏远《内经》之道。后学初入之医，难得确法，何可获效？余治疮科，每自初起至未见通脓之先，或下部阴阳结滞、湿郁不通等患，用以荆防败毒散，移深居浅，转重为轻，多功少害，绵溃肿毒不可缺也。荆芥、防风、羌独二活，通发表气之闭塞。柴、前二胡，分解少阳之清浊。川芎生活中阴，枳壳豁开中滞。参、苓补助阳气，可能却邪化毒。甘草助中解毒，桔梗载升诸药，下部者，减用亦可。

余每加麻黄、肉桂、苍术、干姜，察其患理，若阴凝结滞，而加用之，每获奇效。非今时患生多阴，即北方寒邪过盛之理。余所欠明，后贤参考可也。按以前之义，发散助气，则能败毒散邪也。毒邪乃阳气之贼，表气通则毒邪难入，阳气盛而毒邪自减。

阳证不实勿用寒凉降药论

疮科之证，十中之数，九阴有余，一阳不足。医者每多按毒火之疑，而骤用清降凉消克伐胃气之剂。岂知毒属阴，火属阳，毒愈盛而火愈虚，以致真阳之气不能敌邪，毒邪内攻，诸恶悉增。患至斯时，再遇明者，恐难得济。余每临证，先察内

外之理，非外形红热疼肿，内情唇干发渴，二便秘结，脉实沉数，诸所稍有不实，决不敢轻用寒凉之剂。余投方药经年，不用军①硝②寒凉之药，亦未尝误证。虽言如此，终以前代之书，每将寒热均论为疑。或者前医多居南方，而南方多实热，北方多虚邪之不同，亦未可定。余言是否，后贤君子宜明鉴焉。

荆防败毒散：荆芥，防风，独活，羌活，川芎，枳壳，前胡，柴胡，茯苓，人参，桔梗，甘草，引用鲜姜。

加减荆防败毒散：将前方去羌独二活、茯苓，加牛蒡子、麦冬、黄芩、僵蚕、当归。气虚者，再加升麻、茯苓。血虚者，再加生地、白芍。治时令瘟毒，察其余形之理加用，前有立论，临疾酌用可也。此方不用人参，重用党参更效。

方歌：荆防败毒初起疮，增寒壮热发汗良。二胡二活荆防枳，参苓芎桔甘草强。

又歌：加减之方治瘟毒，荆防芎枳桔二胡。甘草牛蒡黄芩冬，僵蚕当归党参入。血虚生地杭白芍，气虚升麻真云茯。咽疼大青元参射，恶寒苍术麻黄独。便秘木通军归尾，头眩银花薄芷乳。痰盛胆星陈皮朴，烦闷神远连翘蒲。

内疏黄连汤

生栀子清三焦经毒热，黄连清上焦血分经毒热，黄芩清解脾经阳热，连翘败少阴心经毒火，薄荷清解风热，桔梗泻肺金邪火，当归活血散瘀，白芍泻气分经毒热，川军泻阳明血分经毒热、消瘀降结，木香行气滞、散湿郁，槟榔消气分经结郁，甘草解毒和中调味。

疔毒之证，阴多阳少，勿可以毒火之疑为误。虽然外现红

---

① 军：大黄，别称"将军"。
② 硝：原作"消"，据文义改，指芒硝。

热，恐多虚阳外格也。若果属实，行降之法，仍宜早施。迟则克伤太过，真气不能敌邪，证多增变。其患每有数日不见大便者，总因真阳正气外敌邪毒，其便故不得以下行。伺证见效，毒解邪散，便渐消行。决无由便秘误证之理。明者久经斯患，自可知也。

方歌：内疏黄连里热汤，疔疮毒火阳盛狂。肿硬内热二便秘，烦躁干呕渴饮凉。栀翘芩连薄草桔，归芍大黄木槟榔。专降五脏毒火滞，疗毒里实功效强。

内托安神散治疗毒里虚，心烦闷乱，神昏惊悸

人参助阳气除内虚，生黄芪除内热，实表气，防毒内攻，麦冬清肺金，止呕恶，白术实脾土，助中气，五味子清金解闷，敛肺实表，陈皮能行气分之中瘀滞，元参清肾降火，石菖蒲明神通九窍，却乱解烦，远志能令心肾交加，散瘀生新，酸枣仁宁神气，补心虚，茯神定志却乱，宁神解烦，甘草和中护脾，解毒助气，朱砂镇肝除惊，逐邪定魄。

方歌：内托安神镇肝惊，除烦却乱驱邪风。参芪白术陈远志，茯神枣仁元参冬。菖蒲甘草朱砂末，里虚昏愦服则灵。

七星剑汤治疗毒初起，表实邪盛，增寒附冷，发散见汗自效

麻黄一钱至三钱，随证加用，能发里中之表，逐邪外出，兼解风热，苍耳子能宣风热外出，野菊花宣风解毒，凉血散邪，豨莶草逐风却邪，发散理湿，蚤休逐邪毒，清风热，消瘀肿，紫花地丁发表解毒，能泻血中风热，银花原方用半枝莲，今无此药，故以银花代之。败毒散表，行瘀凉血。

疗毒之证，毒邪为本，风热为标。医治之法，邪居在表之际，速宜汗散，表邪之因见汗则解，内毒再以活血解毒之剂清和之，方为确法。医者必须明其加减为要，见效之次，麻黄须

当减之，恐其表虚汗不止也。

心神恍惚、昏睡神怯，加茯神、远志、菖蒲、生地。烦呕恶哕，加贝母、连翘、桔梗、麦冬。内热毒盛，加黄连、黄芩、木通、大黄。若多表邪太盛，加苍术、荆芥、防风、白芷。以前加减，全在医之辨用也。

方歌：七星剑治邪盛疔，将要走黄昏愦形。麻黄苍耳菊豨莶，蚤休银花与地丁。闷睡蒲神远生地，烦呕连翘桔贝冬。表盛荆防苍术芷，热盛芩连军木通。随疾加减凭医妙，用当通神错伤生。

小柴胡汤治邪居半表半里，发热恶寒证，属阳气渐虚，此方投之甚效

人参助阳气，退虚热，柴胡引少阳清气上升，表散寒邪，除虚热，黄芩能佐柴胡以平少阳之邪热，半夏宣达气血，通和阴阳，能分寒热各归其所，非和胃调气之用，甘草助中气，除虚热，协和阴阳之道。

以上之方，原出仲景所立，总统少阳之主药。疮疔之患，邪传少阳，每多外寒内热，总属内毒移动，血分渐虚之故。宜将原方加四物名为柴胡四物汤，兼清血热为要。若是邪气已然传里，肝经必定虚怯，惊烦不宁，将柴胡四物汤减去人参、半夏，加用连翘、牛蒡子、生栀子、天花粉、防风，名为柴胡清肝汤。以上之剂，行瘀解毒，便可宁神，散风凉血，则能镇惊。见效则止，勿可过用。

方歌：小柴胡汤用人参，柴胡半夏草黄芩。血虚芎归芍地入，能除内热效如神。清肝减参与半夏，再加连翘天花粉。防风牛蒡生栀子，除风镇惊宁厥阴。

五积散治疮阴表实之患，用此温经发散

麻黄，苍术，枳壳，陈皮，茯苓，桔梗，当归，白芍，川

芎，白芷，厚朴，干姜，肉桂，煎服见汗。

方歌：五积散医寒邪风，苍术枳壳陈茯苓。桔梗归芍芎芷朴，麻黄姜桂甘草灵。

疮科流气饮

人参，槟榔，桔梗，白芷，苏叶，枳壳，黄芪，防风，肉桂，木香，乌药，当归，白芍，厚朴，川芎，甘草。

方歌：疮科流气痰湿凝，七情郁滞肌肤中。人参槟榔桔梗芷，紫苏枳壳芪防风。肉桂木香并乌药，归芍草朴与川芎。

木香流气饮

枳壳，半夏，当归，白芍，川芎，紫苏叶，厚朴，桔梗，防风，乌药，青皮，陈皮，槟榔，大腹皮，黄芪，茯苓，泽泻。

方歌：木香流气行滞良，通和上下令舒畅。壳半归芍芎苏朴，桔防乌药青陈榔。大腹黄芪茯苓泽，下部宜加牛膝强。

托里透脓汤

人参，白术，白芷，山甲，升麻，当归，黄芪，皂刺，陈皮，甘草。

方歌：托里透脓疮疽宜，已成未溃服之吉。参术芷甲升麻草，归芪皂刺炒陈皮。

托里排脓汤

当归，白芍，黄芪，人参，白术，云苓，陈皮，肉桂，金银花，贝母，连翘，甘草。

上患，加白芷；胸患，加桔梗；下患，加牛膝。

方歌：托里排脓溃疡宜，排脓消肿归芍芪。四君陈桂银贝翘，头芷胸桔下牛膝。

托里消毒汤

皂刺，金银花，黄芪，白芷，桔梗，川芎，当归，白芍，人参，白术，云苓，甘草。

方歌：托里消毒助卫荣，补正托腐肌易生。皂刺银花芪芷桔，八珍减地用最灵。

阳和解凝汤

怀熟地一两，鹿角胶三钱，白芥子二钱，炒，麻黄、姜炭各五分，肉桂、甘草各一钱。

方歌：阳和汤治阴顽疽，骨槽流注并鹤膝。乳岩结核石疽证，无名阴疽漫肿异。皮常坚硬色白暗，解凝除邪消痰奇。熟地一两鹿胶三，芥子二钱肉桂一。麻黄姜炭各五分，甘草一钱生用宜。煎服微汗疽消解，红肿阳热莫用之。

此方内鹿角胶，现今物假价贵，余每以鹿角霜、当归各三钱，以代鹿角胶之力。每用亦皆有效。

此方乃王洪绪先生治阴疽之最妙法也。麻黄得熟地而不散，熟地得麻黄而不滞。但系阴疽肿溃，用之皆有神效。

普济消毒饮治大头瘟初起清解之剂

马勃，板蓝根，元参，连翘，黄芩，黄连，陈皮，薄荷，柴胡，桔梗，升麻，僵蚕，牛蒡子，甘草，水煎温服。

方歌：普济消毒头瘟证，天行时疫肿紫红。初发附冷次体重，喘满口干二目封。马勃板蓝元参翘，芩连陈薄柴桔升。僵蚕牛蒡共甘草，时瘟头肿服立平。

护心散治疔毒烦燥内乱方

绿豆粉一两，乳香三钱，朱砂、粉甘草各一钱，共研细末，每服二钱，温茶送下。

方歌：护心散治毒内攻，烦躁口干呕逆冲。豆粉乳香朱共草，二钱调下有神功。

凡治疗毒，甘草之性甘缓凝滞，不宜早用，惟护心散每日三四次服之，有益无害。因有豆粉、乳香，苦淡可以行其凝性，而且能御毒气入心，最为得效之用。临疾万莫忽失，以下之内固清心散亦然。

内固清心散治疗毒真气虚弱而作内热者

绿豆粉二两，人参、雄黄、辰砂、茯苓、白豆蔻、元明粉、甘草、乳香各二钱，冰片一钱。

方歌：内固清心防毒攻，内弱毒气入心中。焮疼热盛烦饮冷，豆粉人参冰片雄。辰砂白蔻元明粉，茯苓甘草乳香同。

消疗简便方

白矾三钱，葱白七根，水煎热服，被盖出汗。如无汗，再以热葱水催之。

方歌：白矾葱白简便方，尊宗《内经》发汗良。无汗再以葱汤催，毒消疗灭效称强。

蟾酥丸

蟾酥酒化，雄黄各二钱，轻粉、铜绿、枯矾、寒水石煅、胆矾、乳香、没药、麝香各一钱，朱砂三钱，蜗牛二十一个，蜈蚣二条，炙黄。

本堂将原方加蜈蚣，取其性速力烈之义。共为极细，加稀糊，捣浓为丸，如绿豆大，朱砂为衣。葱水送下，被盖出汗。如无汗，即以热葱汤催之。外上疗孔，或研面，或作捻，或作饼。如僵腐干涩，毒汁不通，或不知疼，皆宜对紫番硇砂，盖以玉红膏。若外用圈敷，对皂角面三分之一，取其性速，逐痰化凝活瘀荡湿。若兼风寒者，必系皮常胀硬，肌肤不热，宜对干姜面三分之一，以鲜姜捣汁，涂上必效。

方歌：蟾酥丸治诸疔毒，初起恶疮皆可服。外用化腐又消坚，内服驱毒发汗速。外涂姜面皂角对，走黄之忧永远无。

九龙丹治下部疮患，毒盛肿硬疼胀，以此热下其毒，自可消减

木香、乳香、没药各三钱，巴豆炒，去油，儿茶各四钱，血竭二钱，牙皂八钱。

共为细末，枣泥为丸，如豌豆大，朱砂为衣。每服九丸，开水送下。老弱减用。服后便泻三四次，要解以粳米凉粥服之，则止。

琥珀蜡矾丸治诸疮溃久不愈，服此即能暗化脏腑毒滞，并能护膜解毒

白矾一两二钱，琥珀一钱半，雄黄三钱。

以上三味研细，黄蜡一两，溶化，对蜂蜜二钱，候温，将前三味入内，搅均冷定，丸如黄豆粒大。每服二钱半，开水送下。

护膜散治肋胁生疮，予服此药解毒，能保内膜免致透膜之害

川白占①、白及各等分，共为细面。每服二三钱，黄酒调服，米汤亦可。

五福化毒丹治小儿内毒蕴热，积久为患，头面周身致生疮疖等毒，即服此药，俱能消散

犀角一钱半，元参、赤茯苓、桔梗各一两五，生地、青黛、甘草各三钱，龙胆草、芒硝、牛蒡子各一两。

以上等味，共为极细，炼蜜为丸，如芡实大。茶水或薄荷

---

① 川白占：疑为"川白芷"。参见本书《医案录汇卷》第十。

煎汤送下。

溃后主治诸方

四君四物加减方

四君子汤：人参，茯苓，白术，甘草，治溃后气虚之主方。

四物汤：当归，川芎，杭芍，生地，治溃后血虚之主方。

以上二方并用，名为八珍汤，专治气血两虚。若加黄芪、肉桂，名曰十全大补汤，主治溃后诸虚之总方也。若将十补汤①内减去川芎，加陈皮、远志、五味子，治溃后面黄血少之证，名曰人参养荣汤。若将十补汤内减去白术，加陈皮、远志、麦冬，治溃后津液燥耗而作干渴者，名曰内补黄芪汤。

按：溃后疼硬之理，应有辨解详列此后。

方歌：四君参术茯苓草，四物芎归芍地黄。二方并用八珍是，若加芪桂十补汤。荣去芎加陈远味，内去术加远冬良。溃后疼硬当分辨，轻用山甲恐致伤。

按：《金鉴》此歌末句曰：疼甚乳没硬穿皂。其论当有分别。盖溃后作疼者，多因暴怒结郁，而致血伤作疼；或者乳岩、失荣、鼠瘰诸各等逆患，溃后疼甚，治法有此下段之四物加味之托里定痛之方，酌量加减，寻情施治可也。其外又有手足肢指等毒，溃后虽然腐脱以尽，犹有疼痛者，亦不可作溃后论治；仍宜行降破瘀解毒之法，疼或可止。复有阴虚作疼者，更应溃后现象，其疼必系夜疼昼轻为异，治当宜以六味地黄汤，加法用治可也。其次溃后患处肿硬者，若因情结内郁之由，必系坚紫棱胀，治宜顺气和荣解郁之法；若因风寒外伤，患处肿硬，

---

① 十补汤：即"十全大补汤"。

必多木硬色黯，治宜烫洗之方，倍加温热之药，或以附子饼灸法必效。勿可轻用穿山甲，其乃气腥性燥①烈发之物，若用治以溃后气虚脾弱之证，必有异变。诸疮溃后，禁忌发物，世所知也，岂可以山甲投治溃后。余论是否，后贤必有考核。

按：诸疮溃后，若是气虚者，必多兼寒，治者宜当以温热之药，随因加治。若溃后脾虚多痰者，宜将四君汤内加陈皮、半夏，名六君子汤。若呕吐不思饮食者，宜再加木香、砂仁，名香砂六君子汤。若胃虚呕逆者，宜加丁香、沉香，以舒逆滞。若脾胃受寒者，宜加肉桂、附子。若脾胃虚泻者，宜加柯子、肉蔻。若滑肠不固者，宜加罂粟壳。若肺弱咳嗽者，宜加陈皮、五味子、麦冬。若兼作渴者，加用干葛。若脾胃虚弱食不运化者，宜加焦三仙。以上皆溃后气虚加法之方也。

方歌：四君陈半六君汤，溃后痰滞用最强。再将木香砂仁入，气郁不食呕吐方。逆加丁沉寒桂附，泻加柯蔻粟滑肠。咳加冬味渴加葛，伤食楂曲谷麦良。

按：诸疮溃后，若系血虚者，必多兼热，治者宜当以微凉之药，随因加治。若溃后血虚作疼者，宜将四物汤内加肉桂、乳香、没药、罂粟壳，名为托里定痛汤。若血虚内热心烦，宜加人参、黄芪，名为圣愈汤。若血虚寒热往来者，宜加小柴胡汤并用，名为柴胡四物汤。若血虚干热者，宜加丹皮、地骨皮，名为地骨皮饮。若兼阳火作热者，宜加黄芩、黄连、黄柏，名为三黄四物汤。若兼阴火作热者，宜加知母、黄柏，名为知柏四物汤。以上皆溃后血虚，加法之方也。

方歌：四物加桂乳没粟，托里定痛功效奇。圣愈四物参芪

---

① 燥：原为"躁"，据文义改。

入，血虚血热最相宜。血虚烦热小柴合，惟热加丹地骨皮。阳火烦热三黄合，阴火骨蒸加知柏。

补中益气汤

人参，白术，当归，炙黄芪，升麻，柴胡，五味子，麦冬，陈皮，炙甘草。

方歌：补中益气古称强，元气虚弱脉短慌。参术归芪升柴草，麦味陈皮引枣姜。久服气虚能强盛，痈疽溃后用最良。

归脾汤

人参，白术，茯神，炙黄芪，木香，桂圆肉，远志，当归，酸枣仁炒黑，炙甘草。

方歌：归脾汤治夜不安，脾虚胃痓内增烦。不眠食少心怔忡，参术茯神芪木圆。远志归草炒枣仁，益脾宁智效如仙。

六味地黄汤

怀生地八钱，山药、山萸各四钱，丹皮、茯苓、泽泻各三钱。

方歌：六味地黄阴虚专，疮证夜疼昼略安。地八山药山萸四，丹苓泽泻共用三。盗汗骨蒸知柏入，午后肢烧归芍添。目患枸杞①咳麦味，下寒肾虚桂附丸。

香贝养荣汤 治妇女抑郁等患，溃久不愈，血涩脉伤，肿硬不消，经年不敛诸患

人参，白术，茯苓，川芎，当归，熟地，杭芍，贝母，香附子，枳壳，陈皮，甘草。

方歌：香贝养荣用八珍，贝母枳壳香附陈。情结郁滞宜多服，筋瘰石疽效如神。

---

① 枸杞：原作"杞枸"，据文义乙转。

四逆汤

人参，附子，炮姜，炙甘草。

方歌：四逆汤治虚阴证，自汗不止肢如冰。参附炮姜炙甘草，生脉温经阳气通。

桂枝附子汤 治阳结肢厥，大汗不止

桂枝，附子，甘草。

方歌：桂枝附子止汗良，亡阳之证用此方。桂枝附子与甘草，煎服下喉立回阳。

敷涂肿疡方论

《金鉴》《正宗》所著圈敷肿疡等药，本堂加炒黄陈小粉，乃为黏糊得所以济药力。加皂角面者，取其逐痰荡湿散瘀解凝，其性速躁，可助诸药急于成功，而且无害。按《正宗》糊药，今按其原方配合，敷后干则松落，毫无济事，总因不得黏糊之法，或者恐非每常精用；或者私于已用，亦未可定。

凡用圈敷之药，必须厚至分许，方能得借其力。若是俭省薄敷，难得效验。

凡用圈敷之药，必须以原汁，不时勤润方妙。若令干久，恐难得效。

冲和膏 圈敷阴阳不辨之肿，最能散风活血解毒消郁

独活炒、白芷各三两，赤芍二两、炒，紫荆皮五两、炒，石菖蒲、陈小粉各两半、炒黄。

共为细末，熬葱水敷涂疮肿之傍，或用醋调。

回阳玉龙膏 专敷皮色如常，漫肿无头之阴疮

干姜炒、赤芍炒、草乌各三两，炒肉桂、白芷、南星各一两，

陈小粉一两五。

共为细末，热酒或葱汤调敷周傍。本堂每加皂角、木香、丁香，甚更得效。

二味拔毒散

明雄黄，生白矾各等份。

共为细末，茶清调涂。

本堂秘制锭子面敷涂无名肿毒等疮，或敷疔毒余肿，以代蟾酥丸用

川军一两二钱，半生半炒，儿茶、五倍子各五钱，炒，蒲黄微炒、章丹①、蟾酥各一两，皂角、雄黄各一两半，荞麦面、陈小粉各二两半，炒黄，鲜蜗牛五十个，轻粉、冰片各二钱，麝香二分。

以上将蟾酥水化，同蜗牛、雄黄、章丹，捣研晒干，共将前药再研极细，瓷瓶收仁②，治行常肿毒，用葱水或醋调。如涂疔肿，倍加蟾酥方效。如疔毒邪阴过盛，必系周傍肿处，皮色如常，肌肤无红少热，或破浸凝汁，此药宜加干姜，倍皂角，用姜汁调涂更效。若作锭用，以雄黄为衣。

本堂秘法皂荚妙贴散治行常肿毒，或附骨阴疽，甚效

肥皂荚七两、去子弦与筋，大皂角七两，荞麦面十两，陈小粉二两、炒深黄色。

若瘀滞紫晕胀肿，加姜炒大黄。若寒阴患处不热硬肿，加肉桂、干姜。若红热作肿，加雄黄、生大黄。若湿郁作肿，加商陆、赤小豆。若宣浮风肿，加南星、紫荆皮。以上共为细末，

---

① 章丹：即"樟丹"，指"铅丹"。

② 仁：通"贮"。储存。《本草纲目·菜部》引寇宗奭曰："故古人言薤露者，以其光滑难仁之义。"

热葱汤调涂。

以前涂敷肿毒各方等药，但遇绵溃等证，周围余肿。若是紫晕延漫，必定血脉被邪毒传染，而致胀痛。虽现疼热，决非属阳。本堂每将各涂药内，加用姜炒川大黄，取其性速力猛，助其群药之功，每用甚验。

川大黄捣碎，用生姜拧汁拌透，伺潮润时炒深黄色，研极细，对入冲和膏、玉龙膏、皂荚散等药内，敷用。姜炒者，取其寒凝之性全无，而有荡滞活瘀逐散毒邪之力矣。

柏叶散专敷缠腰丹毒，其患又名蛇窜疮，以针挑放碎疱，用新汲井水涂之

侧柏叶炒黄研细、蚯蚓粪韭菜地内者佳、黄柏、大黄各五钱，雄黄、赤小豆、轻粉各三钱。

共为细末，新汲水调搽香油亦可。

立消散专涂腿足受湿宜①肿，按之有坑即为湿肿，此药涂之，立能消散

风化硝一两，赤芍、枳壳各八钱，商陆一两二钱，赤小豆一两五钱，陈小粉五钱。

以上等味，共研极细，侧柏叶熬汤，调涂肿上。

溃后上药方论

疮科之道，不易习学者，多因药品珍贵之故。忖思古人立方，每用珠②、麝③，其情未便属实。余居僻乡，初习此道，外

---

① 宜：疑为"宣"之误。
② 珠：通"朱"，朱砂。《字汇补·玉部》："珠，又与朱通。朱砂也。"
③ 麝：麝香。

上之药，照方配合，因用珍贵之品，渐将余资耗尽。后出无奈，忖其证情，减用珍贵之药，察其患理寒热虚实之情，以寻常之药，兼借内服之法，应散，应补，应表，应解，而或兼外法汤洗照烘，亦可皆获效愈。后致不遇大证，百中之一，不用珠、麝，俱亦收功。始知古方珍贵不属其实，或者斯时古人有私己之心，虚传珍贵之方，反致有误后学之道矣。余今表白此理，复匿后世贪婪之医，不得隐真扬假耶。

大凡诸等顽疮，动之不甚疼者，方宜割刺，割之不甚过疼者，可宜蚀药，否则割蚀之法须当禁用。其余内脓将成之证，宜当凭辨脓论，究其内脓有无为凭，不可与此割刺之说同论。明情君子，开刺蚀法，细宜分别明确，方无损德之咎也。

凡外上溃后等药面，宜当各味另研，单装瓷瓶，听用。临患察其虚实寒热，按患情之理，寻其致情，何味应加多寡，现对而用，又免走泄诸香之气。

治绵溃以致瘀腐顽肉不脱，外上之药，宜加性速力猛之物。乃因证险，毒邪未解，气血凝滞之时，非借力速性刚之药兼治，不能功获捷效也。其性猛者，如巴豆炒煳黄色，押去油，最为阳性，能破阴毒，助阳力，化瘀腐，消结滞，蟾酥能提邪毒外出，不致内攻傍走，紫番硇砂消结化坚解凝，破瘀蚀腐，金顶砒化顽腐，消结滞，脱僵坚之死腐，否则不可轻用，恐其助毒杀人也。

溃后腐尽之上药，必须借其有命性灵之物者，以助止疼生肌收敛之妙也。其性灵者，如龙骨逐邪气，益气脉，贝子又名海𧴢①，煅用，益阴助脉，龟板，鳖甲助阴气，益血脉，指甲煅用，除湿

---

① 𧴢：同"蚆"。《尔雅·释鱼》："蚆博而頯"清代训诂学家郝懿行义疏；"云南人呼贝为海𧴢。"

止痒，益筋敛口，**蜈蚣**炙用，逐风止痒，引诸药性通行，**血余**煅用，宜阴凉血散瘀，**麝香**通真气，散邪气，活血脉，**天灵盖**①火煅枯黑色，童子者佳，能助止疼之药获效，妙如影响气血诸虚等疼，用此能挽回性命于无何有之乡，筋骨肉脉损伤疼痛之圣品。虽有益于生者之疾难，而与阴德大有伤碍，仁者不肯为此残忍之事。若急于友难，出于无奈犹可；若配合丸散，而行贩售者，恐与天理之中有报。最宜合入丸散中服用。

寒热虚实宜加用之药者，如**人参**借其纯阳之性，以补诸虚，生肌长肉，**肉桂**能助阴阳正气，暖血脉，去寒滞，**干姜**回阳止痒，散解风寒，**大黄**或生或炒，行瘀滞，荡实热，**石膏**煅用，解虚热，宜阴血，生肌肉，**雄黄**凉血脉，行热滞。

化腐紫霞膏治绵溃之证，毒邪未解之时，能化腐消坚逐毒解凝

潮硇一钱，螺蛳肉五分，血竭二钱，轻粉三钱，巴豆五钱，炒煳黄色，押去油不可生用，恐助毒作肿。

若上疼甚，渐将乳香、石膏对用，以前共研，或干上，以玉红膏盖，或以香油调上。按原方用金顶砒，其毒过甚，余每不用。若真有僵腐不疼之顽患，亦须酌量以轻用之。否则有害，勿可不慎。如遇绵溃患口敞大之疮，腐肉延迟不脱，本堂将此紫霞膏原药，倍加血余灰，上于腐面，盖以玉红膏，顽腐脱落甚速。

化腐灵药治溃后瘀腐不脱，能提毒去腐

灵药一两，又名红升丹，药铺多有卖现成者，儿茶五钱，石膏二钱，微煅，冰片五分，共研极细，上于腐上，以玉红膏盖之。若患孔不大，将前药或加血竭、乳香、枣泥为条，上孔中，能化内腐，名曰灵药捻。

---

① 天灵盖：人的头盖骨。

加法生肌散

海肥火煅、生石膏各五钱，甘草水飞过，焙用，白龙骨三钱，煅，轻粉、白蔹、乳香各二钱，去油，冰片二分。

珍珠、麝香酌量随意加用，共为极细，瓷瓶收贮，临患察其余情，加味用之。若疮边起埂，锁口不收，加灯草灰，宜以棱针常挑，断患口硬弦，上之。若阴虚患口不敛，加鳖甲焙或血余灰。若新肉色暗生迟，加肉桂。若患处受风寒肌冷，加干姜。若肌肉生迟，因气血过虚，加人参。若患口焮疼有热，加雄黄。若患处受湿多水，加白芷、海螵蛸。患口敞大，宜以玉红膏盖之。患孔不大，亦宜枣泥作捻上之。

桃花生肌散 治行常溃后等疮，上之，解毒渗湿清热

煨石膏一斤，以甘草水飞用更佳，东章丹一两，共研细末，或干上，或香油调上。此药最宜皮破湿烂、红热黄水、阴处等证。

桂蔹生肌散 治诸疮肌生迟缓，久不平满，用此回阳收口有效

贡肉桂二钱，人参、海肥各一钱，煅龙骨、血竭、白蔹、乳香、儿茶各五分，冰片二分，麝香少许，共为极细，瓷瓶蜜①收。若作捻，以枣泥撮用。

金蟾散 治诸疮溃后，误入毒水或驴马尿粪一切污秽之毒，疮内焮肿疼痛至骨者，上之最效

大干虾蟆一个，胡椒十五粒，皂角子七粒，以上三味共入锅内，瓦盖煅黑存性，至烟尽取出，研细上患内，或用膏盖，流尽毒水则愈。此方《验方新编》加硫磺同煅甚效。

---

① 蜜：通"密"。牢密。《本草纲目·石部》："厚盖覆定，醋糊纸条蜜封十余重。"

杨叶贴法治诸疮溃后，新肉将平，患口不敛，延迟日久，总因邪郁、风淫所累。四肢者多有此患。大概皆属气血运行不周所致，用此即能生肌敛口

青杨树叶数张剪圆，略比疮大一周，肉桂、儿茶、白蔹各一钱，共研细。

共同杨叶放瓷盘内，再入酽醋①，令漫过杨叶泡之。用时由底取出一张，贴于患上，以布帛捆住，每日一换，甚效。血晕瘀滞，加当归、赤芍、血竭；湿淫水多，加黄柏、枯矾、苦参；风郁多痒，加干姜、龙胆草、狼毒；燥涩红热，减肉桂，加雄黄、甘草、大黄，随因加用。

简法生肌玉红膏

当归五钱，白芷一钱半，紫草五分，粉甘草三钱，以上共研细面，香油四两五钱，砂勺内熬开，入血竭六七分，再入川白蜡五钱，试其软硬得所，伺其暴热略过，倒入前药面内，摊贴。原方用轻粉，每沉极②底，不便。今不必同入此内，或单对上药内，用之，亦可得便。或临用少熬，大约油、药之数配用，免其陈久泄力也。

膏药诸方

简法神效千搥膏贴瘰疬肿溃无名顽疮溃后诸各等证，金刃破伤头疼牙疼，无有不效

松香一斤，另研，乳香、没药各八钱，另研，铜绿四钱，巴豆、

① 酽（yàn 燕）醋：浓醋。
② 极：至，到。《尔雅·释诂上》："极，至也。"

木鳖子各二十个，另研，蓖麻子二两五钱，或减用蓖麻子一两，加大麻子油一两，其二味必应二两五钱之数，研如泥用，冬时天寒多加二三钱，杏仁四钱。

以上先将铜绿、巴豆、杏仁共研，再将蓖麻子并油入砂勺内熬通，遂将松香并前药等面投入，共[1]同再熬透，搅均。若用，化摊于亮布或厚油纸上贴之。

按：此膏乃外科最为当用，不可缺之要药。除患口溃大或小，脓多不止，或黄水浸淫等证，不便贴用。其余等患，无不神效。今医失其所用，原因古法配合此膏，应以捶捣其黏粘，费力碍难，致误其用。余今出此简便配法，甚得其易，以公于世，但愿后贤不可失此有益之用。

秘制鲫鱼黑膏药专贴绵溃无名等疮，化毒消腐，无不效验

活鲫鱼五尾，疥蛤蟆五个，血余一两，巴豆二钱，木鳖子五钱，香油一斤半，将蛤蟆、鲫鱼、血余煎枯成炭，再去净渣，以文武火煎至白烟叠起，滴水成珠，筛入炒章丹七八两，下火再入巴豆、木鳖二面，以油纸摊贴。

化核膏专贴乳岩结核瘰疬痰疱等证，神效

生地五钱，薄荷、元参、苦参、何首乌、僵蚕各二钱，木红花子研、白芥子、当归各三钱，白蔹、蜗牛、川军各一钱，丁香五分，木香四钱，再以炸过马前子的香油一斤半，将生地、元参、苦参煎枯成炭，去渣。再将净油熬至滴水成珠，入炒章丹七两。下火片时，再将前余薄荷、首乌等味，预研细末，投入油内，冷水浸去火毒。贴用时，加麝香，甚效。原方若加活壁虎十余

---

① 共：原作"公"。疑为音近致误。

条，更效。

加法葱归㳠①肿汤专汤②肿溃等毒，消肿散瘀有效

当归，白芷，独活，甘草，加葱三段③，煎④汤洗之。如毒盛之患，加银花、贯众；风邪过盛，加苏叶、紫荆皮；血瘀过盛，加赤芍、防风；湿盛淫肿，加苦参、黄芩；瘀腐不脱，加露蜂房、菖蒲；风盛痒肿，加蛇床子、炒盐；寒阴过盛，加艾叶、麻黄；跌扑伤肿，加续断、透骨草。

方歌：葱归㳠肿洗诸疮，疗毒溃后汤最良。当归白芷葱独草，顽腐宜加菖蜂房。毒盛银花与贯众，寒阴艾叶共麻黄。血瘀赤芍防风入，痒极炒盐并蛇床。跌扑续断透骨草，风邪苏叶紫荆强。湿盛黄芩苦参等，随疾加用细参详。

改便桑炭火烘法

古法用桑条烘法，遇纯阴邪盛之患，恐难藉其提拔之力。余以干桑木根，锯⑤截二寸长，劈一寸许桄⑥，烧成炭，伺烟将尽，装漏勺内，对患处悬烘。其高矮，以疮知热为准。每日于汤洗后用之。

做陈小粉法

小麦面二三斤，温水和成块，入粗布袋内，加水捣揉，其粉自布孔渗出。久而袋内止剩面筋，粉皆存于水中。候半日，将水澄净。取粉晒干，炒黄色，听用。

---

① 㳠（tā，他）：浸湿。
② 汤：通"荡"，指冲洗。《正字通·水部》："汤，与荡通。"
③ 段：原作"叚"。据文义改。
④ 煎：原作"前"。据文义改。
⑤ 锯：原作"钜"。据文义改。
⑥ 桄（zhuǎng，壮）：粗大。

痒证三论加减治法

一曰毒火为患，其痒发必兼疼，外现红热，即《内经》所云：诸疼痒疮，皆属心火之证也。内服宜以柴胡清肝汤加龙胆草、木通清之。

一曰阴邪毒痒，色黯不热，痒不可解，与心火毒痒，理有悬殊。治法宜用五积散，加南星、蜈蚣，宜热回阳重发通汗为要。

一曰风湿淫痒，微红虚热，浸流毒汁，每生下部，其患多由内蕴湿滞，外受风淫。内服宜以疮科流气饮减桔梗、黄芪、乌药，加天麻、白鲜皮汗之。

以上三说痒因，乃大概之总理。又有相杂别因者，止以外上等药，加减分因加治，兼以烫洗之法。必以治见发肿得脓，可获功效。

以上诸痒之患，原生皆不甚肿，乃知痒证原情，不属真阳之理。除去痒疼兼作之痒，其外搔痒等患，外上之药，必以知疼见肿为验。若至阴减毒解，必见微脓，再令肿消，其患自愈。

痒毒神妙丹 但是痒而不疼之痒，服之无不神效

麻黄八钱，蜈蚣二条，焙，蟾酥三分，干姜五钱，南星三钱，肉桂二钱。

以前六味，共研细末，每服二钱，热葱汤送下，被盖出汗为要。如不应效，连服二三次，必验。

余著此方，以汗之诸疮已之理，尊宗经旨而立。不但痒证为然，其余诸疮初起，附冷表实之际，即宜速服此药，发见通汗，便能移深居浅，转重为轻。即便不效，决无甚害。

痒毒之情，最属难辨。凡用发汗之后，患处仍痒不减，色

或紫暗，必然内脏积有蕴蓄毒滞之故，即用九龙丹热降，令其内毒泄尽，再兼外上之法，无不效愈。

加减治痒上药方

蛇床子八钱，苦参、黄柏、轻粉各四钱，山甲炒、狼毒各三钱，共为细末。

虫郁，肌红燥痒，加藜芦、闹羊花；疥毒，破粟作痒，加大枫子、水银；寒阴，肤黯作痒，加干姜、樟脑、蜈蚣炙；热毒，肌红作痒，减狼毒，加龙胆草、大黄、白矾；血燥，干枯作痒，减狼毒，加雄黄、甘草；虚热，淡红作痒，减狼毒，加川椒、五倍子炒。又有难辨确情，痒极痛心难忍者，加蟾酥或炒巴豆，令其发肿见脓，方效。又有风湿所受，毒汁甚多之患，原方减山甲，加白芷、蛤粉、没多僧①、龙骨。以前等法，随因施用，或油调，或鸡蛋清涂上，甚效。

又方，用硫磺二两，铜勺内化通，加银朱②五钱，搅均，倒油纸上，伺冷研细，用醋调上。如遇破久之疮，烂孔作痒，以白蜜调上。

治黄水疮，并耳疳证俗名耳底子疮，无论痒疼轻重，但是毒水浸淫，皮破湿烂等证，上之无不效验。雄黄、五倍子各二钱，焙，血余灰、筋余焙干存性各一钱，即手足指甲，共为细末，梳头油调上耳疳，干吹耳窍内。

---

① 没多僧：疑为"密陀僧"。
② 银朱：即硫化汞，鲜红色粉末，有毒，可入药。

备用诸各偏方

夹纸膏专贴下部腰腿诸疮，溃久患口缠绵不敛，色暗多阴

章丹一两，官粉八钱，铜绿、胆矾、银朱各五钱，以上共为细末，香油和均，油纸七层，刺细孔，铺①均。按每层上将药薄摊，令均。原数七层，共叠，铺贴患上，加以布帛绑住。候六七日一换，重者二三次便愈。

收胬散专治阴虚疮患，胬肉高突，久不收回；或因初溃挤脓胬肉番②出者，皆可取效

大熟地切片，烘干，炒枯，乌梅肉炒炭，二味各等分，为末，撒膏药上贴之，不过三五日，胬肉自然收回而愈。

猫骨丹治鼠疮瘰疬，溃久缠绵不愈，上之甚效

大枣四个，带蒂炙成炭，信石一两，煅透，猫骨一具，用自死猫，埋于土内，经夏取出，皮肉已烂净，将骨炙成炭，冰片，麝香不拘多少，共为细末，用米泔水将疮洗净，以香油将药调上。如疼，用香油不时扫之。伺余腐去尽，再换生肌药上之，渐愈。

又治鼠疮方，银钩子火煅，黄柏、泽泻各等分，为末，香油调搽。

治牙疳妙方走马牙疳，上之甚效

红枣去核，入信③于枣内，火炙枯焦，再用黄柏、冰片少许，以上共研细末，上于患处或吹之，神效。

---

① 铺：原作"普"。据文义改。
② 番：同"翻"。
③ 信：信石。

又贴牙疳神妙方，巴豆一个，红枣一个，官粉豆大一块，涎津调捣，贴印堂穴上，一饭时去之，立效。

治小儿肥疮妙方

肥皂子①五个，用水微泡，捣开去内子，每个填巴豆二个，红糖少许，用线绑住，盐泥包固，灭火煅成炭，去泥研末，入轻粉一钱半，槟榔末五分，共研均。将秃发剃去，小灰水洗净，香油调涂头上外，用大黄或牛膝熬水，即时服之，以引其毒下行，便愈。

嗽②骨槽风内溃牙床肿胀方

细辛、川椒、防风、银花、白芷、荷叶蒂各三钱，熬水常嗽，渐可痊愈。

治缠绵顽疮久不痊愈方

马齿苋，白矾，青黛，三味共捣，贴于患上，可得速愈。

治血瘤妙方

甘草熬浓③汁，以笔蘸涂瘤之周围。又用芫花、大戟、甘遂各等份，三味共研细末，醋调，另用一笔蘸涂于甘草圈之内，不可相连。耐是因其药相反之故。涂后次日，瘤当缩小。再如前法涂之，不过三四次即愈。

痔漏神异效方用药之次，数日痔管脱出，并不疼痛，永不再犯

大疥蛤蟆七八个，同红高粱一斤，共入砂锅内，用水二三碗，

---

① 肥皂子：即"肥皂核"，豆科植物肥皂荚的种子。
② 嗽（shuò 硕）：同"欶"。吮吸。
③ 浓：原作"脓"。据文义改。

煮半日，伺蟆烂水尽，拣去皮骨。再用母鸡一只①，拴笼内，将此高粱每日喂之，勿令饮水。至数日内外，鸡必脱尽翎毛，将鸡宰讫，连肠并脏用水淡煮，尽食其肉。病者，数日亦必将患管退落而愈。

治努②伤必效方受努见血即服，莫过七日者方妙

麝香、血竭、蟾酥、硼砂、朱砂、雄黄各一分，俱用上好的，以上共为极细，七童子乳，合为丸，如高粱粒大，每服三丸，高粱米汤送下。服药之后，三日之内，止许食高粱米粥，莫食别物，必愈。

---

① 只：原作"支"，据文义改。

② 努：原为"痴"，据文义改。努伤指用力不当而导致的身体伤害。

医案录汇卷上

第一门 疔毒汇案

以下此集各案，皆系亲经治验，遂时记录，而将某村某名并书明确，乃为学者以凭所实而专功入道也。若论集中之名，皆属乡农之辈，诚乃贻笑大方。余居都远敝乡，生成贪好闲懒，命数不趁功名，只落不堪世用，岂能得逢高贵。按浮情品行有分，论得病贵贱皆同。贤明高见者，必以医情为论，性尊气昂者，必以农贱为嘲也。

霍各庄李茂生之母，膻中生一疔毒。二三日间，患头绵溃，黄汁渗流，周傍翻肿，麻木隐疼，坚硬紫黯，如与胸骨结而为一之状，心慌闷乱，增寒壮热，势险情急。初服蟾酥丸，热葱汤送服，见汗微效。遂投七星剑汤，加菖蒲、连翘、荆芥、防风，仍以葱汤催发通汗，内觉安愈，其傍肿处渐觉退消。间日腹忽牵疼，连及后背，原患反不知疼。余意略其毒势未减，正气不胜毒邪之故，遂投托里消毒汤加乳香、没药，内疼立止。患孔上以紫霞膏，傍涂蟾酥定①面，渐次脓生腐化缓愈。

注论：凡医疡科之暴患，初法俱宜发汗散表为要，遂次即当解毒之法。散表之次，邪毒即释；止疼得安，效在托里。

白庄韩炉匠一女，颧骨疔毒。初如粟米，头焦僵暗，傍肿水亮。毒黄已走，肿至咽喉，昏睡不醒，势至垂危。连投七星剑汤，加桔梗、防风、银花、连翘、花粉、菖蒲、茯神、荆芥，

---

① 定：量次，后作"锭"。

服后见汗，神清渐效。外涂蟾酥丸面，对南星、皂角，肿亦消解。次见微脓将愈，又被外风袭染，普面宜①浮，复投散风活血之剂缓安。

注论：疔毒之患，失误调治，毒黄走散，若在四支②，串染迟缓，犹可容医；若居面部胸腋，稍有迟失，命多难保。初观斯证之险，七恶互现，量难逃生，后得安愈，系属万幸③。虽是命数所关，亦在法未遗失。

七星剑汤，解毒散风，逐邪发汗。每施疔毒，必经神效，实称渡世宝筏。随证加减，亦在医之变通，不可专方为率也。

一崔姓男，母指④疔证。初生失治，指尖干燥，通指肿硬，势甚猛恶，色紫青暗，形若橘皮。涂上蟾酥丸面，对皂角妙贴散，毒黄虽未延散，肿仍不消。复用砭法刺划，刺孔渗流毒汁，如窝瓜皮刺裂流出嫩汁之状，移时定如粉条，其流遂止。余忖其理，总乎毒成之后，被风寒所滞，故而凝结不通。复行砭后，令一人口噙姜艾、银花、贯众、甘草熬水，吸其砭针之孔，数换数吸，毒势遂觉渐消。又以溻肿汤，加艾叶、银花、干姜、防风，患面知疼，血水潒⑤流，渐次见脓。后按溃疡之法，腐化肌生而愈。

注论：毒黄将欲走散，肿处势若橘纹，色或鲜暗，毒汁闭塞不通，恐多患成之次，误被风寒袭滞，血脉凝结，汁水不行。

---

① 宜：疑为"宣"之误。
② 支：同"肢"。《易·坤》："而畅于四支。"
③ 幸：原作"辛"，据文义改。
④ 母指：即拇指。
⑤ 潒（dàng 荡）：同"荡"，水流摇动貌。

即当刺孔吸拔，毒邪随吸而出，气血自然通行，涂敷之药，方得其力。其法确属第一。

南寺头杨从山母，乳生疔毒。初发僵焦暗疱，附冷增寒，傍肿紫坚，形小势恶。治以七星剑汤，见汗之次，外敷蟾酥丸面等法，渐次得效。患内顽肉将要离活，周露线边之际，偶因惊骇，卒然暴发，腐肉顽僵，紫晕延现，心悸脉短，形神更改。复投四物汤，加菖蒲、远志、茯神、乳香、甘草，微效。复反，又以蟾酥丸二粒服之，其次渐觉毒束悸止，患鲜脉常。后至腐肉脱落，忽生风肉，紫嫩隐亮。外以紫霞膏，加干姜、硇砂，上于患面，遂刮瘀腐顽肉，退尽。又受暴怒复犯，心神忙乱，患处又生顽腐，脓遂减止。复换香贝养荣汤，加菖蒲、乳没，连服略安。后以补中益气之剂兼服，外以生肌等药缓愈。

注论：暴怒伤肝，惊恐伤肾，肝肾两伤，致有惊悸忙闷之现。疔毒之情，本关脏经积隐之毒，偶为外因邪令所感为患。见效之次，最宜慎养，否则致有以上之犯。蟾酥丸医疗毒，效验异常。外敷、内服，勿可忽失，以免舍美玉求顽石之误也。

大厂荣德堂王姓一妇者，右外膝眼一证。溃后半月有余，陷黯腐烂，不疼不热，延开无脓，止未深伤，腐边瓢软，色紫贼亮。究其原情，初系疔毒之轻患，失于调治，延迟如此之状。见其患上贴护膏药一张，问其来由，言系巴膏。余悟谢蕙庭①遗著之书云：巴膏药，内有穿山甲，疔证误用，则必走黄，因其性发太甚之故。今忖斯患原系疔毒轻证，若原关重，恐难医

---

① 谢蕙庭：谢元庆（1798—1860），字蕙庭，清代医家。吴中（今江苏苏州）人。

治矣。遂用七星剑汤加苍术、荆防汗之，外以蟾酥丸料对紫霞膏、石膏上之。二三日后，患口收束，腐似离活之状。后至腐脱，忽生风肉，紫嫩突翻，边起硬棱，以刀刮剌不疼，瘀凝成坨。遂上以硇砂、干姜、肉桂、血竭、蜈蚣、白芷，刮上数次，渐疼脓生。次减硇砂、干姜，加龙骨、乳没、白蔹、朱麝，脓稠肌生。换贴千捶膏，缓日而愈。

注论：疔毒与疮，虽皆疡科，疔速疮缓，治者之法，其理有殊。后学庸浅，每照《正宗》所传，糊泥并论，每常误命。后学入道，宜当细辨。初如粟米，起至豆大，麻痒不疼，单生一枚，二三日自溃，浮烂无脓，遂次傍硬患缩，或身冷拘紧，心烦呕恶闷乱者，疔毒也。初小渐大，肿盘高起，疼热并现，溃破见脓者，疮疖也。初起表寒拘紧，肿色紫热，宽延促速，黯亮异常，溃见秽脓，安危之期与疔毒之日相仿者，时令瘟毒也。白头老与疔毒相类，头尖顶脓。风毒疖形似疔毒，生非一枚。火疙瘩状若疔毒，盘高疼热。为医之道，临疾辨悟，理各有别，庶不致误。

穿山甲坏疔毒，不止敷贴而矣，汤服之剂，犹属更甚。余见疔毒，每有走黄，察其前医之方，或有误用者，疔坏甚速，每致无救。死者之冤，非属医者之所故也。

谢蕙庭先生著《良方集腋①》。

金庄萧姓一男，腕生疔毒，初失调治，虽未走黄，证势甚险，心慌闷乱。余视治，见其原患形如豆大，白浆灰疱，刺破内肉尚红，似有血浸之状。度其证象，不致危险如此。用以七

---

① 腋：原作"液"，据文义改。

星剑汤，发汗之次，遂以内固清心散兼服，立即效验。将欲见脓，病者自度已愈，不以为事。延迟二三日，证遂复犯如旧，又约诊视。其时患已八九日矣，诸恶悉增，止于六脉洪大。复投清心散，虽获微效，移时仍然。次即右耳连颐紫肿，遂起燎疱。其理总乎缓于施治。原患未见多脓，致有如此飞黄之险。仍以二味拔毒散，加蟾酥、皂角调上。虽未深伤，继之左耳又然，鼻额皆肿。余意其原情之理，总系汗未大通，脓未得见，中误调治，故致此险。急以生芪、银花、地丁、角刺、苍耳、牛蒡、薄荷、党参、荆防、甘草，清神兼汗之剂，服次头面坚肿似觉红活。连服三四剂后，精神略增，昏乱渐退，头面肿消，原患腕处臀发知疼，遂次毒汁始流，腐烂离活。换上紫霞膏，对蟾酥、硇砂。伺腐脱之次，按溃疡之法，调理渐愈。其后究问原情之理，尔言初起之时，本系轻患，因受傍者指引，以蒜艾灸之，次便增添闷乱之证。岂非受病者不明医理，险有危亡之失！

注论：凡治疔毒，首重发汗，次要见脓。汗通邪散，而无走黄、深伤筋脉之忧。脓见毒解，真气周行，可保①危亡之害。汗不通，脓难见，二者缺一，危亡难免。

飞黄之害，较比走黄犹为更甚。若非汗见在先，其患头面难免深伤之恶。既有深伤之害，性命何能保全？疔毒之患，原属毒邪迅速之疾，数日内外，非保则死，急治犹恐有变，岂容中止。

疔毒之患，原乃暴证，脉宜洪大，最忌微细。如此之重患

---

① 保：训为"免"。

得生，总凭脉之洪大而故获安也。

附注：隔蒜灸法，原出前代所传，总未分确辨用之理。近今之人，医学不精，糊混乱施，不管疮疔瘿瘤，属阴属阳，邪令正令，内因外因等证，宗古虚传，一概滥用，受害死者不知多少人矣！《金鉴》之法，原系仿照《正宗》所著，而有《总论·治法歌》云无论阴阳灸最宜。按斯之论，真是令人难解！岂有阴阳不分，一概可施之理？后学不精，宗此之传，概而用之。理之是否，后贤体试，其利其害，必可有知。愚庸之辈，恐终未省。前医滑寿评价①王叔和之脉诀云：求医之明，为书所误。高明入道，必有鉴辨。（王懿生附案）

滑寿，字伯仁，著《诊家枢要》。

王叔和，西晋时明医，所著《脉经》文深难解，不易俗传，现今《王叔和脉诀》，乃系宋朝时无名之俗子冒著之书也。

错桥王姓一男，上唇患疔毒证。三四日间，僵粟未溃，麻痒坚黯，附冷拘紧。治用蟾酥丸三粒，服后以葱水催发通汗，附冷遂减。患溃汁流之次，周匝红盘发起，形若汤烫之状，疼痛渐增。孔内上以紫霞膏，对蟾酥、番硇，毒水时流。次见微脓腐脱，上以生肌散，敷玉红膏而愈。

注论：疔毒初现，本属迅速之险候。粟疱已溃之次，忽而抬肿盘高，分界疼热并现，名曰护伤。若见如此之兆，毒邪自能减半。其理确为险中转顺，即改易治之患也。

韩家府王姓一幼儿，耳前听会穴生疔毒证。僵腐钱许，周傍突肿，颐颔淡红漫硬，似要走黄之形。治以棱针挑刺溃孔，

---

① 价：原作"假"，据文义改。

毒汁瘀血浸流不已。上以蟾酥丸面，对巴豆、番硇，肿外敷以蟾酥锭面，加白矾、雄黄、风化硝，次渐腐脱脓生。换上生肌散，盖玉红膏而愈。

注论：古贤云"疗证速刺血"之语，乃千古不改之论，然而亦当细辨证之形状。其刺之法，宜当施于盘高毒现之时，毒汁瀫流，方为用当。即敷周外，涂药。若在初起嫩粟隐含肉内之际，如刺太早，毒汁瘀血无多，反致增害走黄，有关生命之各，毋可不慎。若用刺法，必待盘起毒现方可，否则恐致异变。

又伊弟一稚子，臂生一疗。初发形若鱼脐，将要走黄，昏睡神愦。究其原情，本因瘟死之畜肉传毒为患。治投以内固清心散，加蟾酥、川军，用银花、贯众、菊花煎汤送下，服后神清聊效；外以蟾酥锭面敷涂，患孔渐高，上以蟾酥丸面，遂次生脓知疼，按溃疡治法而安。

注论：每逢疗毒原生之初，不见粟疱，便是陷孔，溃若鱼脐之状者，多因畜毒染受之由。其患原属毒猛瘟盛之情，治稍迟缓，命多难保。医者倍加详细，分明毒邪轻重之理，受患原情之由，施治之法，投机应证，庶无妄误之错矣。

马房利姓一少年，下颏疗毒。初发之际，粟麻将溃，偶经他医误用卫生汤，重加山甲之大剂，服后遂次胸胁宣肿，心乱呕哕。约余诊视，其患虽未甚重，便现神疰气暗之状，治投以七星剑剂加荆防、菖蒲、远志、茯神、牛蒡、朱砂；外涂蟾酥锭面，加雄矾、大黄，渐觉余肿微消，患孔遂高。外上紫霞膏，弗效，腐肉仍系僵燥，毒汁不通。复又重加巴豆，兼以玉红膏盖之，渐见毒汁通流，相继脓生腐尽，上以生肌之法而愈。

注论：疗毒之证，原属外邪内毒之由。附骨阴疽，原属不内外因兼之阴虚①之由。山甲之性，与温补之药并用，即为"托法"，本系提托阴证外发，回阳之用者。尔医动则每以山甲治疗毒，亦不知其不明药性，亦不知其不识证理，坏证终不省悟。如此之辈，诚属醉生梦死之徒。病家求其调治，岂非自取其危？醉怨其谁，梦怨其谁，错怨其谁耶！

疗毒之患，表邪已解，溃破之后，患孔锈涩，腐化迟缓之际，外上之药对巴豆，兼施其法，有功无害。勿以其性猛烈毒甚为嫌耶！

南寺头杨姓一坤者②，颧骨疗证。初则麻木微肿头僵，附冷拘紧三四日，次治以七星剑汤，加南星、苍术、芥穗、防风汗之，外涂蟾酥丸面，加干姜、皂角。服汤剂后微见躁汗，证情略效。余忖表未甚通之故，复将原剂重加麻黄，乃见通汗。又复恶心呕哕，换服菖蒲、远志、茯神、连翘、花粉、银花、豨莶、麦冬、地丁、乳香、生地、草节。服次，内证悉退，原患之周，遂起红粟，延满破浸微汁，傍肿渐消，次觉疼痛，涂以玉红膏，对雄黄、乳香、炒军，疼止红退，原患之毒，渐次结缩，缓日而愈。

注论：《十剂》曰：轻可去实，葛根、麻黄之类是也。轻者是言麻黄性味之说也，实者是言病理表实邪盛之说也。阴邪在表之证，情因邪气闭塞，正气不通，故而附冷拘紧，无汗恶寒，脉见弦浮，甚致③短微。治者之法，当以受病之形，论所应施某法之理，勿以伤寒之说为分也。疗毒初现，即为暴患，毒隐

---

① 阴虚：原为"虚阴"，据医理乙转。
② 坤者：指女性。
③ 致：通"至"。《本草纲目·石部》："生于山石上，色致莹白。"

脏腑，邪居腠理。毒为其本，邪为其标。医治之法，宜当急则治标，缓则治本。发汗之后，外邪已解，内毒之病，便可容医。用麻黄治疔毒，借其能发里中之表，散邪胜强他药之力为用也，勿以性热为嫌而误。暴患促速，生死反掌之命也！荆、防、二活，皆能发汗，而且性和，未若麻黄速捷之猛。治疗之法，宜急不宜缓，宜暴不宜柔，恐误时日，而致难救为悔耶！

疔毒已成，将要走黄之际，忽而傍周暴起红粟，痒疼并作，名曰满天星，乃为易轻消愈之吉兆。若无满天星护伤之顺，不脓而消者罕有。

徐之才备陈药性，分解为十，宣、通、补、泄、涩、滑、燥、湿、轻、重，后人故称为十剂。

小景庄刘姓一中年，眉心疔毒之证。初如粟米，继之麻痒微肿。因经他医，用以棱针连刺数孔，内服清解之药，并有穿山甲三钱。服药之次，遂觉面肿坚硬，眼目封闭，恶心神乱，眩晕气促。余诊其脉实而兼短，总因初失汗散之法。投以七星剑汤减麻黄，加菖蒲、远志、茯神、荆防、牛蒡、银花、甘草；外涂蟾酥锭面，对雄矾。服、涂之次，肿虽仍然，坚硬渐解，色聊红活，二便均和，内觉舒畅。仍以原法投用，延至数日，邪肿渐消，患内生脓，次后脱腐缓愈。

注论：疔毒暴患，情属险速，施疗之法，失则必变。斯疾之失，其情有三：险遭妄陷，初未汗散，法失一也；未起即刺，法失二也；暴患投用山甲，法失三也。三失之中，山甲犹甚，故有肿坚、胀闷、走黄之险。如此急患，有此三失，而后逢生，诚为三生有幸！外科邪瘟暴发之患用山甲，似如内科寒阴虚病用大黄之理，无甚相远。此等浅败医门之辈，混投妄治，真是以人命为儿戏耶。

疔毒之证，本属暴患，数日内外，非保则死。将礜之次，投方难求得获大效，但能聊保缓日，便是患者救援。延至数日之外，自然毒邪之恶渐解，阳气陆续加增，毒消邪散，真气盛旺，患高脓生，命可保矣。每有走黄之际，患者增现闷乱。病家不懂医理，日请数医，意欲立效速愈。虽有明者，亦难尽力，反将有可生之命，付之冥乡矣！

韩各庄一杨姓男，右手中指疔证。初由刺伤为患，因劳丧事，兼受殃气冲染，遂致礜发。失于调治，延染手背，燎疱渐漫，毒黄将走散串，而致心烦闷乱，睡卧不安，惊悸谵语。余投以柴胡清肝汤，加菖蒲、远志、枣仁、茯神、朱砂。连服之次，毒解邪退。外上紫霞膏，对蟾酥丸，似见微脓之状。忽而一夜暴变，患口沿澥①，内变灰白，败血涌流，通腕紫乌，神衰气冷，脉沉迟细。究其情由，本因误犯房劳之故，而现此态。急以六味地黄汤，加参、芪、桂、草，服后微觉败血略止，腕处僵陷变为顽腐，疼痛渐增。余意斯患，本因房劳暴变之故，精气两伤，恐用前法，不能济事。复改纯阳热补，以托里定疼汤，加参、芪、附子、郁李仁、甘草。二三剂后，渐觉阳气增壮，脓汁复生，臊臭气秽，腕腐渐脱。患者难于药资，生肌之法，未得接济，其新肉渐忽平满高胬，患家喜其已愈。余观其象，患肉紫突不平，鲜嫩黯亮，系乃寒阴外袭所生风肉。伊家不信，余以竹片刮刺，紫血潦流，移时冷定成坨，不知疼楚，深刮有声，伊家始信，果系风肉不敛之故。复上以紫霞膏，对

---

① 澥（xiè 谢）：糊状或胶状而没有黏性。

姜、桂、血竭，渐次知疼。仍系难于药力，而以杨叶敷法。醋泡杨叶，对以姜、桂、白蔹、五味子，贴于患上。每日易换，两月有余，方得平复，上以敛口之药而愈。

注论：房劳伤肾，暴怒伤肝。疔毒之后，实为紧要之戒，较比别忌犹属更甚，否则致有立毙之害，君子宜当慎重，以全医者、病家两益之事。疔毒未见通脓之先，热药之法，宜当酌用。今遇此房劳气虚阳竭之际，当以脉理形情用法，勿以斯患为戒也。此亦急则治标之道，反此妄投，生死立判。

大概绵溃之证，前面之疔毒、后背对口等疽，各证溃后，腐肉离活之际，必现臭似腥臊之味，其乃毒邪已解之象，傍肿必亦塌软，证之真理，乃系有可望生之兆也。绵溃小证，与通溃等疮，不在此论，贤者鉴焉。

本村邵姓者一女，股生疔毒。初如鱼疱，昏睡不醒，心闷懒食，将要走黄。患处坚硬，顽腐紫黑，毒汁涩少。治以野菊花、豨莶草、防风、地丁、菖蒲、远志、荆芥、银花、茯神、生地、连翘；外敷蟾酥丸面，加皂角、干姜；刺患透孔，上以蟾酥丸面、紫霞膏加番硇砂。屡投三四日，终未透腐，复加炒巴豆，盖玉红膏，始得顽腐渐化，次按溃疡治法，生肌而愈。

注论：疔毒之名，自古相传。举世之人皆知疔证属毒，但不知毒本属阴，俗医不信者多也。其理以形色情迹辨别可知也。麻痒不疼一也，不红不热二也，坚凝患陷三也。外形有此三可证。而内服之药，皆以发汗而获奇验。外上之药，每以巴豆热毒之性，而得腐化脓生。余曩①自初学之次，每亦疑无定确，

---

① 曩（nǎng 儾）：从前。

后因渐经阅揣，始悟其属纯阴也。理之是否，明者入道，久经自可知矣。

伏集刑广田之母，左腕患疔毒证，附太渊穴之外。初经他医，止以败毒清凉之剂治之。斯证表邪正盛之时，失误汗散之法，迟至患顶塌缩，僵腐坚陷，傍肿类似橘纹，色黄淡亮，毒黄已属走散，七恶互现，呕哕不休。余以内托安神散，加乳香、银花、野菊花，宁神解毒，呕吐微减。二剂加伏龙肝冲汤同煎，遂觉神安，诸恶悉退。外以蟾酥丸面周涂，毒势收束。患孔上以紫霞膏、蟾酥丸面后，至腐肉离活。内服改以内固清心散、护心散轮服，调理甚效。原患未愈，右腕忽肿，发起白粟毒疱数枚，延染遍现，大如黄豆，隐含毒浆，红热并现，疼痛应心，傍肉微肿。服以荆防败毒汤减参、桔，加乳香、银花。外涂玉红膏，对雄黄、儿茶、轻粉、大黄、五倍子、黄柏。搽上之次，遂获效愈。

注论：审斯疔患原情，盖因失治，毒邪迅盛，荣卫被耗，以致真阳之气衰微，毒攻脏腑而生呕哕。其情之理，分格有二，医当辨解，勿可糊泥不恻。邪伤少阳之分而致呕恶者，有时而止，不由自哕，其证多现将发之时，治宜发散少阳之剂，其呕便止。毒攻太阴之分而致呕哕者，脾虚胃败，涌吐不休，其证多现已成之时，治宜宁神解毒，土妥其呕自愈。此治之理，乃系虚者补其母之义也。心为脾之母，补脾之药，甘缓壅滞，恐毒不能疏通，反致增变，法当以益心之剂，苦辛快利，取其速达峻解而得捷效，此乃隔二之治也。丹溪曰：凡证皆有隔二隔三之治①，勿可执一为用也。余宗先圣古理，每施以上之法，医各等患，或可应效。

朱彦修，字震亨，号丹溪，著《本草衍义补遗》②。

北务本族一妇者，反唇疔证。坚肿紫硬，麻木闷痒，原患溃烂，腮颌漫肿，表现寒冷、心悸、呕乱。前经他医投以清解降消之剂而致如此。五六日后，诸恶悉增。余投以七星剑汤，加荆防、乳香、花粉汗之；傍肿涂以蟾酥丸面，加雄矾、皂角。一夜之次，患盘高起，傍肿渐消，诸恶悉退，遂觉舒畅。患面顽烂，瘀腐闭塞，上药不得其效，用以刀针刮刺，浮腐至尽，瘀血毒汁拭搽，上以紫霞膏，对干姜、巴豆、蟾酥面，盖以玉红膏，知疼脓生，后至腐脱红活，敷以生肌之药渐愈。

注论：干姜、巴豆之性，热而辛散，能逐寒凝积滞，则便生脓。外用之法，与内服之理义无相远。斯患屡投外上之药罔效，后以刀针刮去顽凝腐瘀至净，令其恶血毒汁流尽，再行上药，方能得便。邪瘀凝腐不去，终难借其药力。斯理好比隔冰取水，不凿其冻，焉能得便耶。

第二门　邪毒阴疽汇案

大厂海起云，偏对口一证。初虽轻小，失于汗散之法，傍渐坚肿，紫暗不润，患面绵溃。前经他医，投过清凉消降之次，全项似觉胀重，疼及肩臂，食少神痞，饮冷不止，六脉沉短，

---

① 隔二隔三之治：首见于《医宗金鉴》。根据五行乘侮亢害的规律，治疗与我脏有我克关系的脏为"隔二"，治疗与我脏有克我关系的脏为"隔三"。

② 本草衍义补遗：原作《本草通遗》，据文义改。

溃孔坚僵。究其患处，喜于热汤沃洗，似乎形阳证阴错格之象。治投托里定痛汤，加白芷、羌活、苍术、银花，外用渍肿汤，加苏叶、赤芍、蕲艾、菖蒲，汤洗之次，便觉脓生腐活，坚消神增，傍疼立止，疮口高束，饮冷遂止，气色和缓。改以溃疡大法，生肌敛愈。

注论：项患残年，纯阴无疑，属阳者少。斯证形状，疼胀紫黯而不热，发渴饮冷而神痓，似乎阴阳相格驳杂之象。察其六脉沉短，患处喜于热汤，不可以阳决之。仲景论伤寒，有"阴阳相格"之说，情通理尽，后称神妙。疡科虽属小门，亦关性命之德。生死存亡，凭医之处，仁者宜当究恻。

张机，字仲景，著《金匮要略》《伤寒论》。

赵各庄付广田之母，对口疽证。绵溃紫坚，傍肿灰黯，木硬隐疼，渐染延开。初治投以汗散之剂，遂用提托汤剂，外以冲和膏对炒大黄、姜桂、蟾酥敷涂，兼以桑火炭烘法轮施，项沉立解，紫黯遂退。患孔上以紫霞膏、蟾酥丸，对肉桂，盖以玉红膏，邪阴渐退，僵腐离活，患口收束。换服补中益气汤剂，形神爽健。至腐肉将脱之际，受以劳寒，心烦不寐。又投归脾汤，加肉桂、五味子，温室静养，患口上以生肌等药而安。证虽险恶，始终内外治法投方，皆属应效，故得安愈。

注论：脑疽项患之证，总由脏腑七情蓄蕴久积之毒，偶染外因不正时邪之令，内外相搏而成斯疾。初发麻木紫黯，误于汗散，则宽延染大；已成胀疼，误于攻托，则深伤筋膜。斯疾多阴少阳，多虚少实，始终咸当戒服凉药。投方如果应证，十中或愈六七。头后项上，证有数名，形情各异，理无相远，皆属险候，宜当细辨，毋可糊泥错误。

温室静养，桑火烘法，乃治邪阴之证妙法。如遇项患色黯，隐疼坚紫沉胀，皆属纯阴，毋失此法，以助药力，速于成功。

卢庄本族一妇者，疽生枕骨之下。初如豆大，皮僵灰白，寒热往来，七八日后，根漫坚硬，发皮渐改灰白，形如汤泼之。溃后始觉疼，遂次头胀肩重，目眩色黯。治以托里透脓汤，加羌活、荆防、麻黄，汗、散兼施，似觉见效。次投排脓汤，倍人参、肉桂，加木通、银花、白芷、乳香、没药，外敷玉龙膏，对蟾酥、皂角、炒大黄；患内上以蟾酥丸面，对炒巴豆、肉桂、血竭，遂得脓通腐化。始终以渗肿汤，加银花、赤芍、菖蒲、艾叶，洗法未缺，余肿消尽，腐脱肌生，敛口而愈。

注论：大凡灰白绵溃，如针刺之疼，似乎燎浆而有灰疱，皮内或似隐含灰脂，似脓稀少，或若灰汁之状者，皆为阳气不能上敌毒邪，虚热外现，治宜速当提托，助阳解毒。若逢漫肿之上，外生如豆大尖疙瘩，或脓如苍蜡者，乃为阳虚毒盛，治宜补气解毒。若肿而色黯，坚疼木闷，恶寒附冷者，乃为气败表实，治宜重发通汗，透表散邪。若红肿焮热，疼痒兼作，唇干燥渴者，俱属阳火毒热，治宜清降败毒。若漫肿白硬，肩沉项重，眩晕便赤者，乃属气虚湿盛，治宜透表利湿。诸原如此，亦不可执偏拘法，若有以上互相兼见者，宜当寻其毒邪虚湿瘀滞等理，辨因兼法施治，方为活达变通之道也。

夏庄李坤妇者，项患对口疽证。已经数日之外，毒邪传里，疮形陷黯，溃处钱许，清汁时浸，傍肿紫坚，面色虚胖，食少神疲，傍绽耳后之际。治投十补汤，加荆、防、独、芷、银花、泽泻，外以桑火烘法，洗以渗肿汤，加银花、紫荆皮、苏叶，周涂冲和膏，加皂角、肉桂，患孔上以紫霞膏、蟾酥丸面、硇砂，服涂烘汤之次，患悉获效，次见微脓。忽而内增哕嗽，改投补中益气汤，加贝母、木香，形神聊安。伺至腐肉脱尽，疮边之肉，反翻乖突，上以生肌药，外以青杨叶贴勒，渐收口敛而安。

注论：项患之证，每居残年。若受气血方刚之中年，虽生此患，亦无深伤之害。即便残年，若在初发，邪未内传之际，速投发表散汗之法，免使外邪搏内。其时经脉未受残伤，虽致宽染，证终不妨。非在命数所关，全在医之得法也。

小东关孙老先生，项患偏对口附左之证。坚肿一处，联络三四枚，有类百脉疽之状，数日之久，微热紫疼，绵溃信脓，肝肾脉见牢数，形神如常，食少隔闷，生发迟缓，势类缠绵之象。治投参、芪、苓、草、芎、归、乳、没、青皮、生地、银花、木通、白芷；患孔上以蟾酥丸面，对轻粉、炒大黄。服药二剂，渐次疼止，溃孔开大，微见稀脓，肿处似觉收束。次更补中益气汤，加银花、茯苓、花粉，次渐脓稠腐脱。按溃疡成法，缓而痊愈。

注论：凡治项背肋腰绵溃之证，首重发汗透表，次即提托温活。表通则邪散，气充则毒减，腐活则脓生。首尾忌用寒凉之药。其患若系误认为毒火，骤用清降之法，气血受其克伐，邪毒滞逆肉脉之分，轻而转重，久则深伤宽染，形气衰赢，而致败坏，病者始终未省其害。为医不精，不但无益，而且有损，仁者宜当加慎。俗子贪夫之辈，虽然明知自艺庸浅，终系因贪隐忍，故误。如此伤天灭理，岂能逃脱阴报。

西马庄一宋姓者，腰生蜂窝发。绵溃傍坚，色紫胀黯，溃面多孔，毒汁浸流，信脓全无。误服他医之药，内有川军、木通、连翘、生地等剂，遂次延染傍开，心烦闷乱，坐卧不安，隐疼胀重。余究其患半月之久，邪已内搏，治以十补汤加粟壳、陈皮、乳香、羌活；外以手法刺刮瘀腐，放散恶血，用以渴肿汤，加苏叶、赤芍、银花、菖蒲、防风、艾叶，烫次外上蟾酥丸面，加肉桂、炒军、巴豆、番硇，次后便觉神安食爽，患处收束，次至腐脱，改上生肌之药，盖以玉红膏，察其新肉，紫暗生迟，加以肉桂、人参面，渐次暗退，肌润而瘥。

注论：斯疾原情，诚属阴险。他医猜以毒火施治。古人立法寒热兼论，本属引蒙入学之道，后学当以阴阳致情博理施法，而不能细察精微，竟将形色脉理弃之化外，而以定理之常方，专一每用。病家迷蒙，误遭妄试，理之曲直，岂止尽在庸医之错耶！近世又有许多不识字的，或者认字无几，得受专方二三，外用白降丹、三品锭，以为神奇，见病便治。更有高明受病之家，求其治疗，证坏命倾，终犹未省，真是"两贤"相遇。

赵各庄傅姓者老翁印琛，项后一证。紫坚绵溃，微有信脓，傍微作肿，疼痛胀甚，止系形神健盛。初以荆防败毒散未效，后更提托止疼等法，毫无应验，疼胀依然半月之久。患处幸得敷涂等药，未经延散，疼仍不止。余忖其原之理，总因汗散未通之故。拟以一方，重用麻黄、羌活、芥穗、防风，佐以归尾、赤芍、桃仁、红花、乳香、白芷、苏叶、野菊，酒引服，后以热葱汤催发重汗，肿疼止解，气爽脓通。二剂减麻黄，去桃仁、红花，加苍术、陈皮、银花，渐次腐脱肌生而愈。

注论：大凡绵溃之证，未见通脓以前，无论日期远近，但是形气犹盛者，速当重发通汗。表汗透，荣卫行，邪毒解，疼必止。通则不疼之说，正是项背肋腰绵溃之患是也。汗之则诸疮已，即初起至腐活以先之时也。绵溃之证，腐未离活，未见通脓之先，万不可作以溃后治之。普世疡医多有不明其时之理，每将绵溃作溃后治之，乃是以昼为夜之误也。贤者务必于此留意，若果错此关节，必致医病两误矣。

此前案之疔毒与邪毒阴疽二门之患，皆乃绵溃之证。其受患之原，概由外因勾引内毒所成，故皆发现促速见标，必系初如粟米，或麻痒木硬，遂次外皮破绽，内仍坚硬，医名之曰绵溃。按绵溃之名，初破之形似乎残绵旧毡铺塞之状，将见脓后又如烂绵乱丝堵塞孔内，而与脓血搀染傍连好肉，丝络不断，故得绵溃之名。余治以前绵溃之患，内服之药，初用发汗，概以麻黄为首用之法，外上初用蚀腐之药，概以巴豆为首用之法。多医闻之而则惊骇，每以余为庸猛之道，不知余所常用其法一世，并未有伤生命之错，他医始终未悟。岂知暴患若以平和之药治之，如不见效，再改性猛之药，证已误矣。余今表白细情，以奉后贤，勿可因疑误艺。按疮科之理，万不可以伤寒之理为比。伤寒之证，原中内脏，应有阴阳相格之分，错用麻黄立能毙命。疮科暴患，原本邪伤其外，勾引内毒而成斯疾，毒邪俱属致阴，麻黄性阳力猛，实能由内直发于外，汗见表通，毒邪立解，即便不效，决无甚害。余以麻黄治邪盛之暴患，取其用而必当，即《内经》所云"汗之则诸疮已"之道也。不但绵溃之证，但是贴骨溜与肿毒二证，但是初发促现，附冷表实等证，俱宜加用。余尊经旨之道，他医以为庸猛。古方七星剑汤、五积散、万灵丹，俱系前贤立法，治暴患初起之药也。想必古人亦皆庸猛，不知后贤仍有能担"庸猛"二字者否？外用蚀腐，余治绵溃之疮，永不知有白降、红升、三品一条枪、硇砂锭等药，但以紫霞膏加减用之，患者得愈，并未有一人作残疾成废人者。按巴豆之性，乃系阳毒致热之品。以阳毒敌邪阴，其性有提毒之力，而且生脓甚速，其毒并无残伤筋骨之害。余用紫霞膏治初起暴患，僵腐顽硬，倍巴豆，加蟾酥、硇砂；将要见脓，顽腐渐软，减去蟾酥、硇砂，用炒烱巴豆押去油；腐将离活，多加血余灰，腐脱甚速，决无失误，患者而且不受大疼。又按：千捶膏与本堂之黑鱼膏内，皆以巴豆之力，治行常疮毒，俱皆神效。治疔毒初起，用蟾酥丸面，亦以巴豆对上，提毒透腐，皆能获效甚捷。明者宜当鉴之。

第三门　时令邪毒瘟毒汇案

以前首案疔毒，以下邪毒、瘟毒，其患之由，原乃一因而受，俱关厉疫不正之气，促发暴现之患，本因受灾之后，以经络阴阳各分形类为异也。疔毒、邪毒、瘟毒，初发俱关，多兼附冷，但止疔毒、邪毒多偏不疼。疔毒绵溃，邪毒闷肿，瘟毒兼疼，又且宽延散大。疔毒发无定处，瘟、邪每居腮颌胸背。疔、邪二证，初治之法，必宜重发通汗；瘟毒初治之法，应宜清表解毒。同受分异，治各有别。本因证发分①繁不一，致令医道崎岖难进，而无闭眼直路矣。余今特将疔、邪、瘟，分论各汇，聊为分别，以奉同道之高贤明鉴焉。

北务沈姓一老翁，耳后项傍之间，邪毒作肿一证。经属少阳，形似上石疽相类。其原向有郁结一核，嗣后偶卧乘风之处，

---

① 分：同"纷"。纷乱貌。《鬼谷子》："天下分错。"

遂感邪令作肿，坚胀木硬，色黯不疼，皮现紫热，身㵿①心闷，寒热往来。前经他医投以清火败毒之剂，反致坚肿愈闷。余治用四物汤，加黄芩、半夏、柴胡、荆芥、防风、白芷、麻黄，发汗得安。外以蟾酥丸、皂角、肉桂等面，对玉龙膏，贴护数日，生阳，原患肌肤通溃，改上生肌等药调理，禁忌风寒。后至邪毒结肿虽愈，原疾郁证仍存而安。

注论：附冷拘紧，寒热往来之情，其原有四。遂证而附冷，面赤形盛者，表实也，治宜发散寒邪为要。病之日远，附冷恶寒者，形衰体弱也，治宜补气助阳为要。初病发热恶寒者，邪实正虚也，治宜补正散邪为要。久病寒热往来者，气血荣卫两虚，邪居少阳也，治宜柴胡四物汤加减主之为要。

金庄车同，耳下邪毒一证。初由牙槽骨受染风邪为患，牙疼外肿，坚而木胀，渐次耳下颐颔继肿，无汗恶寒，皮色不变，隐疼坚胀，咽喉遂次即亦肿疼。急以牛蒡子、桔梗、川军、芒硝、当归、川芎、木通、元参、僵蚕、射干、甘草。服后次日，咽微获效，颐仍如前，似觉现热之状，其形总因表邪未解之故。复投七星剑汤，加苍术、薄荷、荆防、白芷、羌活、柴胡。服次表气遂通，附冷渐止，咽喉反疼，黏涎时吐，形神甚险，复投山萸、牛蒡、银花、半夏、桔梗、知母、当归、枳实、南星、射干、川芎、甘草。服次，咽立消解，痰涎遂止。外肿之处，涂以蟾酥锭面，对皂角、白芷、菖蒲，颐颔渐觉收束高肿。又以透脓散加鹿角霜、蛇蜕，服后患软脓胀。开刺异秽腥汁，上以桂葵生肌散，加人参面，缓而消愈。

---

① 㵿（jìn 尽）：寒冷到极点，冻得打哆嗦。

注论：参思咽喉复犯，反增痰涎涌盛之理，总因外邪过盛，闭塞内脏毒火，以致痰生涌溢。用以行痰之剂，遂即效验。为医之道，理宜急则治标，缓则治本。

小窝陀赵姓一聋者，颐颔时邪之患。坚肿紫硬，腮间高发一处，下肿延及咽胸，附冷拘紧，表实邪盛，痰涎涌盛，神昏形险。治投七星剑汤，加银花、薄荷、苍术、独活、防风，发见通汗。肿处敷以蟾酥锭面，对雄矾、皂角、风化硝，原盘之肿，立见收束。次以扁针开溃，紫血异脓时流毒解，烫以渴肿汤加艾叶、苏叶、防风、银花、赤芍，肿消脓尽。次按溃疡门治法，收敛而愈。

注论：斯患邪毒过盛，逆滞肉脉之分，蔽塞内火，不能发通，故而胸颐俱肿，痰涎壅盛。发汗之次，邪散表通，郁火得升，故致脓遂酿成，诸功悉效。治法虽与疗毒无甚相远，发原非系绵溃，故与疗门不得同论。

金庄萧姓一幼儿，胸下近腋暴肿之证。坚胀不疼，皮色如常。初发之时，如见鬼神之状，继之周身寒凛，惊战哭叫，遂又疼楚号哭，半胸促肿，动则疼甚，汗流被体，时或有止，谵语不食。约余诊视，忖其病由，总系感受时邪厉疫之灾，故而有此暴促异形之状。拟方重用苍术、贯众，加荆防、羌芷、乳没、银花、花粉、甘草节。煎服之次，疼苦即息，饮食遂进，患渐高肿，红热并现，遂次生脓，溃即消愈。

注论：时疼时止，疼苦异常，谵语战惊，身凛自汗，促发暴现，如见鬼神，诸如此类，皆属时令邪灾时邪之证。乃因天气不正，节候失常，厉疫之气不能消化，人受其染，故有以上异形怪妄之态。虽然自汗频出，勿以表虚而为定论，其理总系邪攻原患。疼则表气立虚，邪攻腠理；不疼则表气立固。施治之法，仍以散邪透表为要，表通里达，真气壮盛，自汗即止，邪无所附，灾疫立除。

苍术散邪，功难尽述，古称强妙。陶隐居云：除邪气弥灾沴①，功称为首。今施以上之法，兼之贯众避瘟，荆防、羌芷散表，乳没止疼，银花、花粉、甘草解毒，每用治以邪瘟，必获奇验。

陶宏景②，字隐居，著《发明药性》《明医别录》③。

赵庄赵姓一中年，下颏邪毒一证。溃孔一处，顽肉塞突，孔大如柑，傍肿坚硬，胀坠微紫，不疼不热，牙关紧绉④，似如骨槽风状，月数有余，久迟未愈。治投外敷玉龙膏，加南星、肉桂、草乌、狼毒，烫以漏肿汤加艾叶、防风、麻黄、透骨草，患孔上以紫霞膏，加干姜、硇砂敷涂，汤洗之后，坚肿立消，数日渐愈。

注论：邪肿多兼阴盛之证，类似郁结之象。其细之情理各有别。发来促速，绉直不和，无红少热，每多附冷增寒者，邪肿时令之证是也；肿而坚胀，如石镶嵌，皮色隐青，牵引作疼，渐次缓生者，郁结谋虑之证是也。其因各有分歧，治法理不相同。为医之道，临疾宜加慎解，投法庶不致误。（杨景瑞识注）

以前邪毒，以下瘟毒，证虽一因受染为患，而以不甚疼痛，

---

① 沴（lì利）：灾害。
② 陶宏景：应为"陶弘景"。陶弘景（456—536），字通明，号华阳隐居，南朝梁时丹阳秣陵（今属江苏南京）人。
③ 明医别录：当为《名医别录》。
④ 牙关紧绉：指牙关拘急不开（致使耳前腮颊皮肤出现褶纹）。

色暗偏阴之象者为邪，而以疼热微红，偏阳之象者为瘟。

周庄子白连芳，瘟肿一患。颐颔闷肿，隐疼红热，初由毒疖结患几枚，复感邪瘟，搏染而成斯疾。下肿至胸，类似疔毒走黄之象，形迹甚凶。治投加减荆防败毒散，加大青叶、地丁清解，外以蟾酥锭面周涂，三四日后，傍肿尽消，颔肿高起，次渐成脓。开溃之次，患口虽属平和，忽而自汗不止，湿浸衣被，表增恶寒，面黄虚羸之状。复投以内服四物汤，加五味子、黄芪、防风、党参、白术、桂枝、地骨皮、甘草。服后自汗立止，外以敛口之药，上得渐愈。

注论：疮疡溃后，汗之为患，其情有四，睡后汗出不止，身体弱败，心神慌悸者，为盗汗；平常汗出不止，有时附冷，面色痿黄者，为自汗；四肢逆冷，脉沉迟细，汗出如珠者，为亡阳；行常多汗，毛骨耸①然，动则更甚者，为表虚。总而言之，概由阴阳气血诸虚中之所来也，其理不一。治疗之法，各有专施。当补当热，固表滋阴，各从其类，否则弗效。

防风本系发表除湿之药，而用止汗，每得获效。大约之情，同散表之剂，则能发汗；同固表兼补之剂，则又止汗；同黄芪、白术为玉屏风散，固表止汗，故赞黄芪得防风，而功益大，乃相畏而相益也。东垣曰：防风乃卒伍卑贱之职，随所引而至。是言其性之最属和缓，而能有助力之功也。

李杲，字东垣，著《用药法象》②。

金庄金姓一妇者，耳窍时令瘟毒之证。闷肿紫黯，绵溃坚

---

① 耸：借作"悚"。

② 用药法象：李杲撰，原书已佚，但其内容保留于《汤液本草》上卷中。

疼，心乱不安，形类疔毒走黄之象，周边燎疱。究其受患之由，不甚险要。后因他医投以穿山甲兼之清凉之剂，次后忽肿疼甚，心慌闷乱，遂起燎疱，而致危险。约余诊视，投以加减荆防败毒散，加银花、龙胆草、野菊花，外以蟾酥锭面，加雄矾、皂角涂之，服上之次，心乱遂止，疼痛渐安。原患之处微效，太阳耳前等处，软而宣肿，重坠，色紫晕胀，即以瓷锋砭划数处，紫血浸流，继之黄汁。此肿未罢，傍肿又宣延及普面，止于未增燎疱，犹为属顺。次又神昏多冷，复以补中益气汤剂，减去麦冬，加肉桂，服觉聊安。数日已过，渐觉神精①肿消。后以扶理脾胃等药，调理月余方安。

注论：促发暴现之患，邪瘟疔毒是也。施治之法，俱宜发汗透表，汗见之次，渐投解消之剂为要。穿山甲性燥力速，穿发猛盛，宜托阴疽，岂可施于暴患？大凡利于水者，必不利于火，世道之理皆然。如此邪瘟暴患，而以性燥猛烈之山甲，穿通发托，以上之证若非如此山甲之发，岂能暴变促速，神昏闷乱乎？内昏外肿，久迟不消，乃其山甲之性未过之故也。此等浅学俗辈，而以山甲投治邪阳瘟毒暴患，正如负薪救火，止于未烧其自身耶。龚云林②曰"世无明医，冤死者半"。其语何曾是虚。

龚云林，著《寿世保元》。

苇子庄杨姓一少男，项左颐下之患。初肿暴发漫延，中现

① 精：通"清"。（神志）清晰。《灵枢·本神》："魂伤则狂妄不精，不精则不正。"
② 龚云林：即龚廷贤。明代医家，字子才，号云林、悟真子，金溪（今属江西）人。

高突一处，隐疼色黯，坚硬如石，神色昏愦，表现恶寒。究其原由，系其自以解消之剂，施治未效，而致如此之状。又用清降消毒之药，皮现紫青，坚肿大疼，痰涎涌盛，乘危将笃。延余视治，恻其初受之理，系因外受邪瘟染引结郁而成，理宜先以汗散清瘟，后用解消之法，或可望效。伊家颠倒施治，致使邪伤肉脉，引贼内攻，故致坚肿，内恶悉增而成险候。余投加减荆防败毒散，加苍术、皂刺，渐次坚消内软。刺出通脓，敷以生肌等法，缓而痊愈。

注论：促发暴肿之证，其原有三：暴肿红热疼在患处者为毒火；忽肿紫胀，木疼微热者为瘀滞；忽肿紫黯，宽延散大，附冷拘紧者为邪瘟。诸因如此，惟在临证医之辨别。理达而证愈，误错而证危。生死之关，凭医之处，勿可粗意不辨，而致名德两失也！

第四门　附骨阴疽汇案

苇子庄杨姓者一妇，股后生附骨阴疽一证。通股闷肿，皮色如常，毫难移动。针刺至骨，不知疼痛，脚膝胖肿月余之久，不知腿之所在。面色痿黄，肌肤消瘦。约余诊视，审其原因，伊言初起漫肿，隐痛色常，无红少热，步履艰难，次渐疼极。伊家自行施治，以降火消毒之剂，屡投愈重。次后反致不疼，全股若死，肌肤冰冷。自又用针刺患三孔，渐则僵干，如寸许圆陷，深僵至骨，死腐脱落，似如蜣螂蛀孔之状。余详斯患原由，撞挫留瘀，系属不内外因之由。其家未达确情，作以肿毒施调，屡投寒凉降剂，久而肌肤血脉为寒所滞，荣卫不能通行，故而全股若死。余初以阳和解凝汤投治，罔效；次以流气饮加附子、肉桂，毫无效验，反致中、上二焦烧热；又以桑炭烘法，皮肤成疱，犹不知疼。总因股肉将死，药不通络，法难周行，似乎无法可疗之象。推不得却，余思一法，以布包碎冰，逐日于患上贴服，冰化再易。次渐见有热气冒散，三四日后，微知疼木，复以阳和汤剂，内外相兼施治，遂获大效，数日溃孔脓生。换服健脾滋补之药，缓而痊愈。

注论：按斯患理，发原初末，悉系纯阴。医者临证，宜当格辨。阴阳虚实，表里寒热，医者之应晓；审因专用，格物意诚，医者之当决。如此之患，初肿漫延，皮色不变，无红无热，隐疼迟缓，附骨阴疽，理之定矣。成中虽未确见，形外已然无疑。医之用法，当从其类。古者明医，虽有从治、反治、克治之法，用最取效。非洞明造化、真知灼见者，何敢效习古风！余以冰敷之法，愈此致阴已乘之患，偶而侥幸。详参此理，以阴物而引阴邪外出，非系以贼攻贼之法，确乃以寒导寒之意也。

霍各庄李敬忠之父，足患疽证。闷肿胀硬而木，奘大罕见。针刺至骨，毫无所知。色青兼暗，动转以手挪移，不知足之所在。跗面偏外，连络溃绽三四疮孔，无脓无腐，如虫蛀毡面之状，孔肉浅鲜。究其受患之原，半月以前至通州店内，住宿空房，次即足肿，身冷拘紧。回归之后，渐觉如此。初治用以补托流气之剂，外兼汤洗活血等法，连服数日，病势止系表里舒畅，饮食如旧，足疾毫无所效。推辞不却，忖其患之情象，势若常人，形神健盛，仍复用以活络流气之剂，重加麻黄、寄生、草薢、苏叶、羌活大剂，连服五六次，屡见通汗，外以桑炭烘法，始见微效，后至知疼大热，兼之外上等药，月数有余，方得消旧，渐获安愈。

注论：详斯之患，受于久寒空室，系属起居不慎之由。病者素秉真阳气弱，汗后表虚易于染受。既其受患已久，犹然形气健盛，实乃邪因无兼别证之候。非以重汗屡发之剂，万难奏效。如再遇此肿硬色常、形气不败之证，勿失重发通汗之道。

邪者，乃天地间杀伐厉疫之冤气也，时节失常，故有此灾。人受斯患，医称邪令外受之因。吴仪洛先生《辨疮肿》云"气盛顶尖，血盛根束；疼为毒盛，不疼为邪盛"之说，真是明鉴达机，妙通医理，永垂无改之确论也！

吴仪洛，乾隆时人，著《本草从新》。

夏庄杨增，足生一疽。原因刺伤之由，足跗闷肿紫黯，木硬若石，肤现微阳，筋骨肉脉，并无疼痛。前被他医误敷寒凉之药，而致闷乱不食，心神昏梦。余初视此证，大约与四淫疽相似。投以蟾酥丸，见汗，内觉微效。次服阳和汤，加车前子、牛膝、防己、紫苏汗之，二三剂遂见微宽，未获大效。其内外踝之上下俱现漫肿，复投渗湿之剂，敷以立消散，漫肿缓退，外跗青肿木硬仍然未消。又以山甲、当归、白芷、鹿角霜、蛇蜕、川芎、党参、肉桂托之，患处渐溃。外上化腐之药，陆续消之有半，形色仍旧。余度斯患，初受之后，被风寒污水邪瘟所伤，形色外皮虽现微阳，内实纯阴，又被他医敷过寒凉之药，而故气血不能运行，阴冷难于消散。皮现邪阳，为紫为热。仔细详参，紫而现暗，热而不鲜，实属外阳内阴，错杂之证也。复用蟾皮贴二三次，去尽患外之邪阳瘀热，又用桑火烘法，除其内阴，患孔以黄蜡灸法，遂获大效，邪腐始脱，脓渐见稠。患处似乎将愈，仍有傍肉微硬之象，足若履地，则便木胀。想其已愈有如此之状，终系虚阴寒凝不休之故。又用溻肿汤，加麻黄、艾叶、透骨草洗之，患口以附子饼灸法，疮遂高敛，傍坚退消而愈。

注论：胫足为患，除有疼热鲜肿为阳毒，其余坚肿木胀，紫黯不疼，或致时疼时止等因，皆有分辨。木硬紫黯不疼，多属阴冷血凝邪令之患也。治者之法，莫远温散。时疼时止，疼彻①筋骨，多属阴虚血耗，命肾素亏，治宜滋阴救燥，引火归原。详参等理，各有异因，脉理形色，必须细辨。如寒阴凝滞，投以寒凉之剂；如血燥阴虚，误用温热之法，皆为医道不明，妄误生命之过也。

金庄一金姓妇，腰生痰注发。上至肩骨，下至肾俞，月半之久，坚硬如石，初无疼热，后至胀疼难移。施以温托之法，罔效。复用桑火烘法，雷火神针，始得发红现热，伺脓已熟，开刺溃泄，青色淡紫多汁。次后患内空陷不敛，外敷当归、白芷、乳香、肉桂，以布帛勒。伺内肉连合，外以敛收之药上愈。

注论：每逢漫肿无头，皮色不变，初疼隐隐，形长宽大，阳和消之不应，决难速溃，投以桑火烘法，雷火神针，兼服助阳气行瘀痰之剂，或可促之速溃。已溃之后，皮色如常，内宽空陷，涂以归、芷、桂、乳，每经得效。再逢如此之患，莫忽以上之法。

萧永治肩后生疽。坚肿贴骨，气短心烦，恶寒身紧。余视此候，乃属气虚表实之证。投以荆防败毒散，加麻黄、苏叶、银花、陈皮汗之，微觉束小，坚硬仍然。复以九龙丹降之，外贴化核膏，加皂角、丁香，渐次消散。

---

① 彻：原为"辙"，据文义改。

注论：凡证兼属表实，治法贵乎早施发汗透表之剂，若待恶寒拘紧已过，邪遂乘里，再投汗散之法，无所施用，证难移轻。仍有阴毒难释之证，贵乎热下；里邪阳盛，贵乎凉下。阴阳糊泥，治法颠倒，误证之错何逃。

南寺头杨姓一中年者，腿折纹缝阴疽一证。初小渐大，形长如蛤，无红少热，坚硬不疼，时常恶寒。月余之久，色渐变紫，形体羸衰。屡经他医，数投热下清解凉消等剂，终未获效。神气愈败，饮食渐减。约余施治，以阳和解凝汤，内加木香、苍术、独活，连服二剂，色转红活，渐觉疼热，精神略增。复用温和汤洗之法，即溻肿汤加麻黄、茴香、苏叶，敷以皂角妙贴散，加肉桂、麻黄、干姜、南星，渐次成脓，开刺，以紫霞膏加肉桂、乳香，去腐将尽，复用生肌散，加人参面上愈。

注论：斯患初发，总乎纯阴挟郁之象，故而坚肿隐胀，久累缠绵。数经他医，滥投清解克伐之剂，致使气血暗损，食少神衰，险有危亡之咎。不识证情，误投妄治，不以生命为意，天理何忍！

王洪绪阳和解凝汤，用治阴疽，实为妙尽情通之道。观古多医遗著等书，未有同其理者。后贤施法，宜当择善而宗，不但患者得生幸甚，为医名德两全，犹更幸甚耶！

王维德，字洪绪，乾隆时人，著《外科证治全生》。

卢庄同理公事友杨子荣，项患之证。肿硬漫延，傍坚胀闷，不疼少热，皮色如常，纯阴之象，显而已见。治投阳和解凝汤，减鹿角胶，避其物假价昂，加鹿角霜、当归、荆防、白芷、皂刺，连服二三剂后，微觉宽缓。外用溻肿汤，加麻黄、防风、菖蒲、艾叶汤洗，渐消而愈。

注论：观斯以上之患，形色实属纯阴，故而色常坚胀。其因总乎寒邪逆于肉脉筋骨之分，闭塞腠理，气血不得流行，故有肿坚木胀，无红少热之象。治投阳和解凝之剂，其功之效，类乎春深日暖，寒冷自解，天气温和，冻凝渐化之理也。

王洪绪阳和解凝汤之性，麻黄得熟地而不发，熟地得麻黄而不滞，继类奏功，真为千古确定，卫生之实法也。

大厂顺兴王姓一女，腿膝隐肿，皮色不变，夜疼更甚，附冷拘紧，饮食不思，其患之象，与鹤膝风、缓疽相类。治投以阳和解凝汤，减鹿胶，加荆防、柴胡、羌活、牛膝、苏叶，服见重汗，外用蒜灸之法，汤以活血散凝之药，渐消。复用疮科流气饮，减桔梗、槟榔、白芷，加乳香、没药，连服而愈。

注论：以上之效，总在阳和解凝之法。下部之患，初肿漫延，皮色不变，虽系微热疼甚，总亦虚阴兼之时邪之令搏引之因。阳和之剂，继之流气等法，行凝解消，实称永载不改，妙用之法也。

又王姓一稚子，膝盖之患。隐肿色常，疼甚兼热，类乎前证，治投以前之法，应证渐消。服药之次，泄下红黄秽汁，后换四物汤，加乳香、没药、牛膝、陈皮、续断、肉桂、苍术、甘草，全瘥。

注论：前后二证，形类相仿，用法无远，其效并同。虽然皆属纯阴兼邪之患，用法之际，俱然表邪未过，故得皆验。二证虽同，治时一证，稍有迟缓，未便并能奏效。大概医此邪阴之患者，宜早不宜迟。早施者，邪未内搏，肉脉无伤。迟者反此，多有不效，而至溃后败坏。勿可不慎也！

北务同族一女妇，股阳疽证。环跳穴下漫肿无头，皮色如常，隐疼内坚，延迟二月之余。屡经他医，多方罔效，渐至疼胀难忍，形神瘦弱。诊视其脉，细而兼数，投以托里定疼汤，加荆防、羌活、苏叶、苍术、麻黄、银花，连服之次，患处高突，势类内成之状。即以扁针开刺，泄出异脓污汁甚多，恶臭难近，复投四君子汤，加芍、地、芪、桂、故纸、山药、五味子、砂仁。脓水仍稀，改方以归芍地黄汤，加参、芪、川芎、杜仲、牛膝、甘草，调理月余，渐至溃孔轻浅，精神增加，饮食如常，行止无妨。止于患孔，终难收敛，原患之周傍起硬肉。屡投收敛之药，罔效，终系缠绵不愈。复用当归、白芍、独活、防风、艾叶、紫荆皮、透骨草、麻黄、甘草，共为粗末，盛布袋中，水喷湿润，盖贴患处，以热器每日烘熨，未至数日，硬埂遂消，孔敛而得痊愈。

注论：纯阴附骨之患，溃后多生异变，致归败坏之候。斯疾虽属危而更顺，不意将愈，傍起坚埂，屡投多法罔效。试以袋熨温热之药，速得捷验。详此阴疽溃后，生此硬埂之理，总属荣卫虚痃，寒阴易于结凝，故而投以温热之法，即获速敛。理或有别，药岂应效。再逢是患，勿失其法。

医案录汇卷下

第五门　肿毒汇案

　　按治疡科之法，证由外因而现者，初治概以发汗散表为要。前册疔毒、时毒、邪毒阴疽三患，俱关外因为患之由；其次附骨疽，并此以下肿毒、咽证、湿浸四门，亦多关有外因勾染为由者。医若临患，但当察其形状，可知确理。凡兼外因成患，证势必然促发暴现，或多附冷身紧无汗，或多唇青面透寒色，或多气粗面紫兼黯。若施发汗散表之法，即或不能立时消愈，亦必移深居浅，转重为轻；其次再寻内情之理，治之方为的当。其下阴虚顽败末三门，决无干于外因之理者，医当以意辨理施治可也。

　　陈辛庄陈殿宏，二阴之间屏翳穴[①]生疽。约余诊视，其患坚肿延漫，色紫兼青，隐胀闷疼，恶寒拘紧，治投荆防败毒散，加乳没、青皮、木香，服后肿处微高，表邪全解，复投清托解毒之剂。余忖其患原情，总由素秉气弱，偶感外因邪厉之灾，勾引肝肾之毒，内外相兼为患。况且穴地致险，理应肿溃迟缓，或可渐愈。伊性素急，不明医理，恐致迟愈，转请他医，投以清降之剂不效。又用热下之药，兼以针刺咽喉，令流多血。服、刺之后，暴泄三四次，即时患毒高突，倏忽促溃，绿水秽污约有盆许，臭而兼腥，立时昏迷，阖家惶恐。他医不辞而去，即又延余复视，诊其六脉，迟微而短，自汗亡阳，肢体厥逆，昏

───────────────

①　屏翳穴：即会阴穴。

危三四次矣。问其证势，已然语音微渺，止摇手矣。视其患孔圆陷，深窟有如蛴螬所蛀之窝者状，神气衰痖，命将须臾。余急以四逆汤中加吴茱萸、肉桂、熟地、枸杞、杜仲、白术，服后汗止肢温，精神聊安。连服二剂，改以十补汤，加滋养命肾之药，屡投缓效。外上生肌等药，加参、桂，盖以玉红膏。伺孔浅，复加龟板、发灰，渐敛缓愈。

注论：参忖斯疾，神昏气短，大汗肢厥，脉沉短小，亡阳之象已确。四逆加补之剂，急施莫误。勿可以附子健悍之性为嫌，而误阳败将弃之命耶。张景岳曰：今之用附子者，必待势不可为，不得已然后用之。不知回阳之功，当于阳气将去之际，渐用以望挽回。若已阳竭①之后，虽再想用，其时已是死灰不能复燃矣。又《明医杂著》云：气虚用四君子汤为主，血虚用四物汤为主。气血两虚之甚，俱宜加熟附子。盖四君、四物，性皆和平宽缓，须得附子健悍燥速之性行之，方能成功。附子虽是热毒，本不可轻用，但遇阳虚真确，虽系暑月亦可用也。今视其疾，正在暑月炎夏之时，而用以上之剂，立获奇功。参忖古人之意，总以虚实为定论，不以四季为分别也。

余在初观斯疾之际，证之情象，势虽成形，气血犹能敌邪。安危反掌之际，偶经他医投以峻降之剂，真气被其克伐，毒邪乘虚致伤荣卫，而致溃泄绿污，深伤肝肾，致使患者几乎枉陷。为庸医者，心面全无愧乎？

张景岳著《景岳全书》。

王纶，字汝吉，号节斋，著《明医杂著》《本草集要》。

---

① 竭：原为"结"，同音致误。

北务刘姓一少妇，肿毒之患。产后败血流瘀，积滞于小腿肚，肿硬疼苦，二十余日延及足跗，肿疼难移。前经他医，屡投清消之剂愈甚。余视其患，势在必溃之状。投以当归、炙蛇蜕、鹿角霜、白芷、川芎、黄芪、皂刺、山甲、煅乳牛牙排托之剂，加牛膝、红花，肿处涂以玉龙膏、冲和膏。二三日后，复①泄数次，其疼立止。肿处敷药者全消，惟有足面无涂药处未消。腿肚肤肉凉如冰冷，复投疮科流气饮，减桔梗、槟榔、木香，加红花、草薢、鹿角霜，外用烫洗活瘀等法，仍敷前药，余肿渐消而愈。

注论：忖思其患，气虚下元作肿，血积凝滞为疼，投以托里活瘀之剂，未溃而反消者，其理总乎肉脉阳和周行，邪凝滞瘀由内得泄。复兼流气活络之剂，使其表里荣卫舒畅，故致得以消愈。

何玉昌之幼儿，缠腰丹毒之证。微肿紫热，普生白粟，宽延二寸余许，破者凝汁结焦色黯。周腰之半，疼苦异常。诸书俱云：周腰已遍，即能毙命。治用锋针遍刺余疱，放出毒汁，涂以柏叶散，内服蟾酥丸，以白芷、大黄、龙胆草煎汤送服。宣解见汗而瘥。

注论：但逢以上缠腰丹毒之患，辄投以上之法敷、服。连经数证，悉已效验。医门虽云：证无常理，药无常方。此患此方，每施必效。备录原法，以预再用。

大厂一同族叔，脚母指证。肿毒木痒紫黯，肤面溃烂，微热不疼。治敷蟾酥锭面，加白芷、炒军、赤芍、草乌、南星，

---

① 复：通"腹"。肚子。《马王堆汉墓医书（肆）·阴阳十一脉灸经》："太阴脉……是动则病：上当走心，使復胀，善噫。"

醋涂余肿之处，立见宽快，瘀紫尽消，毒束患高，疮口上以紫霞膏，对硇砂、蟾酥。渐次知疼，生脓而愈。

注论：疮疔肿毒，原当分辨。此证来由，似肿毒而不疼热，似疔毒原无粟疱。似是而非，两相兼类之患，每常有之。治投以上束、敷之法，偶得速愈，录存记用。

马各庄杨姓一老妇，小腿肚之证。毒邪相兼为患，紫肿坚暗，漫延臀疼，半身犹甚，疮口僵陷，患面腐烂兼坚。治投荆防、乳没、银花、羌活、当归、牛膝、粟壳、肉桂、甘草，服见通汗。外上金蟾散加石膏，臀疼即止，毒水潆流，紫肿渐消，疮色红活，腐活脓生而愈。

注论：详此肿处，臀疼牵引半身，总属内因情郁，毒滞下部而为是患。察其外形，漫黯溃烂，亦难免不无邪淫兼染。方内荆防、肉桂，岂止解毒之品？临疾辨度，非可专一之定也。疡科虽为小道，遇证亦当辨因。原因之情，仍有独见、兼见之分。医治之法，宜当究其兼受各因之理，分格用法。若果不能变通，决难尽道。近世多有一等浅俗之辈，执一偏方，见病皆能应治。病家问是何因？答曰毒火。毒火二字之外，其尚未得闻知乎，便能装模作样自称先生！

芦庄李松泉，颐后毒肿。邪因搏引郁火为患。初肿坚硬如蛤，推不移动，色微紫青，脖难周转。虽无表里相现，证势确属险要。初治投以表汗之剂，连投未获甚效，肿硬依然犹旧，精神仍属健盛。换九龙丹热下之次，始见大效，外以布帛暖护，禁避风寒而消。

注论：九龙热下峻刚，虽是降毒消坚之剂，终属伤气败神，临证施用宜当择辨。形神健盛，气象如常，止可暂用。若遇气血虚衰，年残神痖之人，咸当禁用。然而亦不可深畏其性猛烈，以误证患。庸粗胆大行险，每用也常获效。

夏垫德顺店主人，项患百脉疽证。连发数枚，大如柑豆，头尖变白则溃微脓，内坚如核，根脚紫晕，疼痒硬胀，扭转艰难。原患未罢，他处又发。屡经他医施以清降之剂，罔效。余以九龙丹热下二三次，外用针刺患顶，泄出稀汁紫血，点以蟾酥锭面，对雄矾、狼毒、大黄，坚消疼止，紫晕渐退，项颈遂宽而愈。

注论：诸疮疼痒皆属心火，以上之患即此之谓。虽然如此，斯患之象，总乎兼邪之理。疼痒紫热系属毒火；坚胀核突，扭转绞直，类似邪滞。热降得效，缓而渐愈，其理确定。若止毒火之因，无兼别象，前医投过清降之法，必应效愈，岂待热下方始获验？

马庄李姓一媳，手指蛇头疔证。闷肿坚疼，开刺微见少脓，凝血无多。上以玉红膏，暂止，复发夜更疼甚，通手麻木。服以麻黄、野菊花、荆防、乳香、当归、银花、生芪、地丁、甘草节，遂次疼止立愈。

注论：大概诸疼之疮，俱关毒盛。其因之细，各有分歧。施治之理，宜当从类。瘀凝结滞，宜当活血通络；阴虚血燥，宜当滋润培原；寒凝积滞，宜当发汗温经；劳乏虚损，宜当调和荣卫。大约等法，总不远于通、发、滋、运之道，故曰"通则不疼"之说，乃为古今之确论。

吴村李静斋之内室，腕生肿毒一证，又类疔毒之象。初起之情，原系轻患。后因临丧，偶被尸厉殃气，臀肿而致患孔熟烂，傍延宽晕。又因他医误用蒜艾灸之，遂次患胬坚硬，通腕胀肿，牵引疼甚，有时或止。约余视治，诊其六脉短而沉涩，大概总系血虚毒盛，邪伤脏腑，神脉逆滞之故。肿处涂以蟾酥锭面对雄矾。内服菖蒲、远志、茯神、黄芪、防风、豨莶、蚤休、银花、花粉、连翘、野菊花、乳香、甘草。服、涂之次，疼痛立止，肿消晕退，渐见脓生。换服调理脾胃之剂而愈。

注论：疼引半身，不知疼之所在之情，总因邪毒内攻脏腑，神血两虚之故。治者之法，宜当宁神解毒之剂，定在发而必中，胜如兼补气血之道多矣。

隔蒜灸疮之法，不知当日始兴何医所授？历代之人，你我相传，照本誊录，以为得能。偏遇冒充医者之辈，读见信为神奇，动则以此巧妙之法，见证便试，不知法患应所当否。医者以此杀人，患者被此受害，始终两不作声，真是令人笑倒！

大曹庄宋姓一妇者，左腋附后肿毒一患。起发迟缓，漫肿色常，微硬渐疼，屡投补托之剂，兼以外敷等药，二十余日，似觉微脓。患者烦于久累，催余开刺。针溃之次，微见脓血，肿疼暂止。三四日后，原患之下，延及前胸，复行红肿焮热，遂又疼甚。忖其原情之理，证虽阴阳相半之候，患者素多残疾，气不胜毒，故而起发迟缓。又因开刺太早，原气败泄，毒滞未得冲化，荣卫不周，故致复肿釁发。心神烦乱，盘界漫涣，总乎原阴亏乏之理。复投托里定疼汤，加枣仁、菖蒲、远志。托补之次，脓得充熟。复行开出通脓，内空宽陷，量难速效。余悟《证治全生》贴勒之法，令其重叠布帛，外以硬革通留中孔，使疮口脓行通流。以袋勒束，务要疮内贴合，勿泄原气，脓得外出。过五六日之次，疮内俱已平和，外色鲜润，真气渐盛，饮食屡增而愈。

注论：大凡痈肿之患，以致阴阳相半，或附骨阴疽，开刺之理，总宜待伺脓熟八九，始可开放，万无遗失。开放若行太早，真气克毒未尽，毒凝未便全化，多致重复礜发，致使患者复受疼楚，反增迟愈。为医勿可不慎也！

王洪绪曰：余治王姓一媳，溃疡空宽，患孔之外贴膏，中留空孔，以布帛捆绑。人问曰："既以膏贴，何又加以布束？"答曰："凡疮属阴者，皮外虽活，内膜终生，开刺伤膜，膜烂则死。所出之脓，仅在皮里膜外，中似空巷，又不能以生肌药放入。故应内服温补滋阴活血之剂，外贴活血温暖之药，加以束捆，使其皮膜相连，易于脓尽，而且易于连接生肌之义。"以上之法，虽是平常，其理乃情达致尽之道。今施此法，果效甚奇。何其古人真能精于其细者！

本村一杨姓妇者，小指根节毒肿一证。刺出微脓似水，溃孔高突，次肿手背，疼甚难禁，敷药罔效，增寒附冷，似乎毒邪并盛之状。投以荆、防、独、芷、贝、翘、银花、麻黄、花粉、灵仙、甘草节，酒引煎服，以热葱汤催发通汗，立时疼止肿消，效若影响，患敛而瘥。

注论：证象虽非疔毒，又非重患，而现表疼甚，岂可轻忽施法？投以荆、防、独、芷，通散表邪；花粉、银花、贝、翘、甘草，以解内毒；麻黄发里中之表；灵仙使引为导。服后见汗，疼止肿消，而获速验。方虽平常，其理确乃合乎"通则疼止"之义也。

小厂马姓者一女妇，乳上生疽。大如碗许，坚硬隐胀，推不移动，皮色如常，胸膈塞闷，气不舒畅，胁肋胀满，饮食渐减，脉牢沉涩。总原谋虑郁滞，肝脾两伤之候。延累数月，次渐觉重。治投三棱、莪术、当归、木香、砂仁、白芷、川芎、生地、乳没、贝母、甘草，黄酒煎服三四剂，外贴化核膏，熨以木香饼，渐次效验。后将原服之方，为末，蜜丸。每用三四钱，终未更方，服之月余全愈。

注论：初观斯疾，似乎缠绵难愈、终无效期之患。试投以上内服、外贴之法，渐次效愈，而获奇验，诚属不意偶逢之功。原方著录，以备再用。

东厂刘姓一友之妇，腋下肋处瘰疬之证。联络三四枚，大小不一。八个月余，无红少热，隐胀疼痛，气闷不舒。治投芎、归、香附、柴胡、三棱、莪术、砂仁、木香、陈皮、枳壳、牛蒡、甘草，连服二剂之次，疼止胀消，肿处渗流黄汁甚多，即日得效而愈。

注论：大约肿毒之患，生发腋肋之处者，多由隐郁之情，况且斯疾无红少热，坚硬隐胀，甚则必现色青。故以平肝解郁行消、兼佐益阴之剂，而获速效。三棱能破气分经之瘀滞，莪术能行血分中之逆郁，木香、砂仁、枳壳、香附皆能荡消内郁，生活中滞，牛蒡散结热，柴胡引少阳，芎归生阴血，甘草和诸味。投方虽系应证，不意获效之速甚。

王必屯王三先生之妇，耳后少阳之际一肿毒证。初发类乎结核，二十余日，渐肿斜宽，坚硬若石，皮色如常，疼隐半身，脉沉短涩，情属结郁之患，与上石疽相类。治投四物汤，加柴胡、龙胆、三棱、莪术、贝母、乳香、木香、青皮、砂仁、甘草，患处涂以蟾酥锭面，加僵蚕、白芷、皂角、菖蒲、丁香、陈皮。内服二剂，四五日后，患处高纵，而现红软。刺放清脓，上生肌散，对参桂面，内脓渐稠，缓次痊愈。

注论：斯患原情，实似久累，难获速效之象。投以内服外敷等法，盖乃郁解阳生，故得验愈。凡治妇女七情内因结郁等患，但是初疼隐胀，皮色不变，若果早施平肝解郁和血散坚之药，即便不能立消，亦必得其速溃。其患若是延期失治，消溃迟缓，久恐变成败证。生斯患者，宜当慎之。

后店王姓一中年，手中指近背之处，肿毒一证。初由刺伤为患，延及全背，闷肿坚胀，色紫兼黯，疼连半身，心烦附冷。观其证势，总属毒盛凝滞，挟之时邪之象，故有疼甚牵引半身之状。治投荆防、豨莶、地丁、柴胡、灵仙、银花、归地、花粉、乳香、草节，发散解毒之剂，加酒煎服。见汗之次，疼痛减半，肿硬聊消，患处之中，渐觉高束，遂现绵溃黑腐。以棱针刺出稀脓，复投托里定疼汤，加黄芪、银花、防风、花粉、甘草，外以渫肿汤，加贯众、蜂房、菖蒲、赤芍，汤洗之次，疼痛全止，顽腐尽化。毒势虽系减消，止于气弱神虚，手背全已陷坏。改服十补汤，加乳香、陈皮，调补荣卫，外用生肌之药，盖贴玉红膏，静养缓愈。

注论：吴仪洛曰"疼为毒盛，不疼为邪盛"之说，论证之理，千古无改；论治之理，应有格辨。治法若不分明随因施用之理，临疾投方未便果效。按论毒之一字，用法施治辨解有三，治者有清毒、散毒、托毒之法。既一毒字，治何分三？医学不通，岂能分格，施疗之理，若难分明确理，投方何可获验？

肿毒初起，由外因而受者，毒邪居表，患者多现附冷身凛，投以发汗散表之剂，毒邪自腠理逐散，其毒便解，或可望消。肿毒由内因而作者，情必恶心呕吐，或者烦躁偏渴，二便秘涩，宜清降峻利，毒从二便泄下，即或不消，亦必移重转轻。初误调治，致成溃疡，毒居患处，气血必虚，疼痒兼作，脓生迟缓，诸证屡增而成险候。法宜托补，脓从气化，毒邪自减，可免变证之忧。三法分施虽异，解毒之药兼当并用。余今摘古人汗、清、托之余意，而将毒分三论，用法辨分专定之理，以免妄误之忽，明者鉴之。

东厂一刘姓友，痔漏之证。脱肛肿疼，沥血不休，起立犹难。余投补中益气汤，加槐角、郁李仁、防风，服药之次，下血即止，形气聊增。次改四物汤，加羌活、郁李仁、银花、石决明、防风、地榆、胡连，服后便下多气，疼痛立止。又因神虚不眠，改投归脾汤加决明、银花，暂获安愈。

注论：凡诸痔漏、脱肛等证，俱属阳明虚秘，兼之阴分亏乏，久而渐成斯患。医治之法，宜当初以补中益气汤剂，提升清气，遂用滋阴润燥止疼解毒活瘀之法，必可望效。其理乃清气升，而浊阴自降，瘀滞解而疼痛立止。通则不疼，以上之理，即此之谓。证虽不能杜其后患，本因虚久之故。现法总属投方应证，而获渐愈也。

威武屯王姓者一女，乳疽之证四五日。肿坠木黯，坚硬并胀，内隐似核，皮色不变，不疼不热，附冷恶寒。拟方以荆防、青皮、白芷、香附、木香、银花、芎归、砂仁、贝母、花粉。服之二剂，色紫疼热，高肿胀疼。刺开稀脓甚多，外以桂蔹生肌捻上之，肌平而愈。

注论：初观斯疾，形色类乎思虑伤脾缠绵之证，投以前方，效见捷速，录存方案，以备再用。

荆芥能散血中风邪，防风能行血中毒热。疮疔初起，每常并用不缺之剂。表实邪盛，加发汗散表之药；里实毒盛，加清

热解毒之药；其余痰郁气滞，漫肿色常，阴疽已成，用虽无功，亦无甚害。（王懿生附案）

大厂金姓一妇者，乳疾之证。初发促肿，内隐硬块如盅，微现红热，附冷恶寒，脉见沉数而弱。投以荆防败毒散，加麻黄、苍术、乳香，服后以葱汤催发通汗，恶寒立退，肿核消之过半。连服次剂，兼之外涂皂角妙贴散，加菖蒲、白芷，全消而愈。

注论：既然邪因暴患，理应脉见浮紧之候，反得沉数而弱者，何也？其情乃因暴邪太盛，真阳之气不能格敌，故而脉沉兼数。脉虽沉数，来去似不分明，而且又不顶指，故不可以内热决之。治投加味荆防败毒散，遂得消愈。其理乃表通邪自散，气充毒自减也。若不明其致细，便以清解之法治之，万难如此之消速矣。

荆防败毒散，即人参败毒散减人参①加荆芥、防风之方也。其方治瘟疫之灾，深伤真原，形神衰微之要药。古人立法，但以气色神脉决之，故而汪讱庵论人参败毒散，多加指确之理，惟恐后人因疑改减，以误生命也。吴又可治瘟疫，多用清凉之剂，惟将人参败毒散赞言奇妙。治外科加荆防者，乃为达表助里以除沉疴，每用必效。理之奇异，非俗者可知也。

汪讱庵著《医方本草合编》。

吴又可著《广瘟疫论》②。

（杨景瑞附注）

---

① 人参加：原脱，据《外科心法》卷七补。

② 广瘟疫论：当为《瘟疫论》。

第六门　咽喉汇案

东厂刘二先生之妇，暴患喉证。致险垂危，右颔微肿，汤水难下，咽则反由鼻孔呛出，喉中不疼，咽紧声哑，附冷身漂，四肢逆冷。治以散寒逐风却邪之药，南星、牛蒡、僵蚕、当归、荆穗、防风、薄荷、独活、桔梗、甘草，煎冲姜汁，不得下咽，众皆惊慌。余以葱姜熬汤，熏其口鼻，刺少商，灸照海穴，喉觉宽缓，后则得咽。以葱姜熬汤催见通汗，连服而瘥。

注论：咽紧声哑，外微作肿，附冷增寒，多由风邪寒之为患。法重温散，发表见汗，便可得效。王洪绪云"缓病咽喉者非寒，暴患咽喉者非火"之论，真为千古之宝鉴也。

卢庄本族一侄女，卒中咽喉之患。形类喉闭之状，内外不肿，面色青黯，痰塞不通，声若拽钜，气不得出，汤水难下，附冷恶寒。急以棱针刺少商，微见紫血，内以纯姜汤呛喋，喉内似觉微宽。服以干姜、皂角、南星等面，遂时呕出绿涎二三碗许，喉内得宽，气渐舒畅。换服归芍地黄汤，加薄荷、桔梗、麦冬、川芎、甘草之剂，次渐全疴。

注论：参因辨证，乃医者宜当究求。以上之患，不疼不肿，无红少热，附冷咽紧，面青神痓，声若拽锯，止闻其音，不见其痰。实为真气被寒邪所闭，以致痰塞凝滞，上气不通。若不以姜汤辛散之性呛喋，喉关不开，总①有导痰之法，无所得施。寒痰不得开导，稍有迟误，气愈虚而痰愈盛，咽愈紧而神愈败，虽有仙方，无门可入，止可束手待毙矣。（王懿生识注）

---

① 总：纵然。

又本族一稚子，咽喉之证。颐颔闷肿紧硬，喉内左右相继俱肿如李，色灰紫暗，牙咬有声，黏涎时流，恶寒肢厥。治投南星、陈皮、桔梗、防风、羌活、芥穗、僵蚕、薄荷、当归、天麻、白芷、甘草，姜引服，次见汗遂愈。复因冒犯风寒促肿，形势似前犹重。颐颔坚硬，下唇反垂，痰盛可畏。余思其患，初由正令，表实痰盛，乃因表散之后，腠理不密，复受外因寒邪，非正令之比，故而较前犹重。复投麻黄、苍术，加荆防、独活、薄荷等法，散邪温经之药，服见通汗，肿硬又消，痰涎复止。下颔溃腐一处，上以生肌之药而愈。

注论：思其复犯，外虽坚肿，咽内原患全无干碍，实为腠理不密之由，故而多现外因寒邪之象。施法重于温经散邪，而获效验。大约总以形色情迹辨别，施法可得安愈也。

又有婴儿，因他证之后，表气虚败，感邪令而病咽颐者，必多天吊①。痰塞昏愦，面青神衰，即系内虚外邪，阴极现败之象。若系误认为热毒内闭，投以清解消痰凉剂，命遂枉陷。如遇斯疾，法宜补命门、培阳气、温经固本之法，如熟地、故纸、枸杞、吴萸、参芪、桂附、姜草等药，或可回阳得生，勿可错过。

又族侄温昌，患乳娥证。喉内生左漫肿紫黯，刺如瓜瓢，表现恶寒。次日观其原刺之处，灰白臭秽，疼痛反增，痰涎不绝，面青神痃。大约斯患实属邪瘟搏于少阴之分，非阳热痰风之象，故而腐溃臭秽甚速。投以归芍地黄汤，加牛蒡、薄荷、桔梗、川芎、麦冬，服次遂觉宽缓，渐则安愈。

---

① 天吊：（小儿）头目仰视。

赵各庄马连升一幼女，患咽喉证。亦由外因感受之象，咽内偏左，色如火烧，灰暗兼燥，内外不见甚肿，痰塞不通，声若拽锯，腐烂腥臭，神昏多睡，证势危险，类似前案之状。投以散风逐邪之剂罔效，复以治前证之方，服后知疼臭减，神精渐愈。

注论：究斯咽喉之证，初发不甚疼楚，色现灰黯，附冷拘紧，遂次腐臭，外因搏内，命门火虚无疑矣。治投滋补命肾之剂，证遂得效。再逢此患，勿失前法。既是邪瘟为患，投以滋补命肾之法，屡获效验，其理之义，大约滋补命门真阴，肾水盛旺，而虚火自然归原，真阳正气得以上升。真阳上升，邪瘟之毒而无所附，自然知疼生脓而获安愈。此非抽薪止沸之法，诚乃养正驱邪之法也。

大凡咽喉之灾，内外肿疼红活，神气清楚者，为内脏毒火，法宜清表消散之剂为要。若系初发不甚疼肿，增寒壮热，神昏多睡，内腐腥秽，脉见浮微甚致弱细者，多系外因瘟邪搏染之由。初宜清表，遂次滋阴助肾，引火归原。证有悬殊，否则有误。（王懿生附注）

梁家庄敖姓一友，印祥其第三幼女，受以时疫，患瘟毒咽喉之证。初发微疼不肿，四五日后，烦热昏睡，目珠微红，声音若哑，周身血色晕暗。伊家以为隐疹发现，证势似觉反重之状，约余视诊。诊其六脉浮乱，至数甚不分明。观其周身血色，晕紫隐暗，实乃血脉被瘟毒滞逆，不能运行之故，岂是隐疹发现之形！治投以六味地黄汤，去茯苓，重用茯神，加芎归、厚朴、柴胡、菖蒲、远志、大青叶、桔梗、甘草等药，明其心神，滋补真阴，运活血脉之法。服次，一夜神清睡止，周身凝血似觉淡红色润。连服之次，诸恶悉退，咽疼见肿，渐至数日之外，喉内出脓而愈。

注论：天行时瘟闷毒之灾，若中未期岁①之幼年，诚为险逆之候。初误清表之法，必致神闷昏睡，周身血色晕滞紫暗，脉短，至数不明。按其受患之情，瘟毒为本，咽乃证苗，医者万不可专以喉证施法。其时清、托、汗、降、和解之道，全难施用，止可投以滋阴活血明神之剂，引命火归原，少阴心肾盛旺，血脉得以运行，邪瘟之毒，自然消解，性命或可以望挽回。

王洪绪曰：缓病咽喉者非寒，暴患咽喉者非火。俗医临患，必将以上之心烦身烧，直认以为毒火，辄投清凉之药，命遭枉陷。岂知证至斯时，乃系闷瘟闭塞于外，内脏火郁不得发腾，而致心烦身烧，岂真实热者乎？明者临证，但当以形色脉理决之为要，勿以自执己见而误生命也。

时邪暴患咽喉论

以前咽喉证案，略言大概。其外仍有邪盛喉证一论，未经立案，另加敬诉。何为邪盛？其证发现更属促速，卒然见证，则便咽紧气急，或者痰塞不通，或者牙关禁闭，或者声音雌哑。诸书之名曰：紧喉、慢喉、缠喉、哑胀、喉风、喉闭。其名虽皆巧异，受患之原情，恐未通明。按其各证之情，俱由时令邪气暴中，以致正气闭塞。兼风者多咽紧，兼痰者多喘促痰声，兼寒者多牙噤声哑。大约之理，总不过风、寒、痰借其邪气，各现其类。为此险恶之患，多医以为无治之候。余每遇此等各证，先以葱、姜、肉桂、麻黄熬汤，令熏患者口鼻咽外等处。

① 期岁：一周岁。

一时果能下咽汤水，即将所熬之汤，陆续咽之。即再煎麻黄、苍术、人参、附子、吴萸、肉桂、干姜、甘草服之，发散固正气。如痰盛者，即用牙皂、胆矾、南星等面，灌①服导之。如用前法熏之，不能开关下咽，亦未曾有误，别法仍恐其证难以救治。若果见效，即是已弃之命，未费毫利而得全生。余所论法，止言患理，不言病名。后贤如临此等恶患，当以王洪绪之"暴患咽喉者非火"之说为指明宗师，自无妄误矣。以前之法，乃邪气退、正气通，风、寒、痰若无邪气挟助，岂能久居上焦致阳之地乎？止余毒火，即便不能暗消，自能成脓溃出而愈。

咽喉各证将愈，最忌酸物为要，以其收敛之性太甚之故。若是误食山里红②，犹属更甚。犯者多致不救，勿可不慎！

第七门　痒毒湿淫汇案（上）③

霍各庄李全和之母，血风痒证。腰脐以下，腿胫偏多，形若疥癣，色多紫燥，痒甚心烦，拳掌大小，各生分界。治服搜风顺气丸，外上水银、苦参、黄柏、雄黄、轻粉、大枫子、蛇床子、藜芦、陀④僧、枯矾，以玉红膏调搽，数次而愈。

注论：《金鉴》诸书，古有血风之名，证因血燥受风，故得是名。斯证难辨阴阳，总由脏腑素蕴积毒，为外风燥气所搏成证。搜风顺气丸，润燥却风，故得效验。若投清热解毒之剂，未便能愈。

---

① 灌：原为"㸃"，据文义改。
② 山里红：野山楂，性温味酸甘。
③ 上：原无。校注者加。
④ 陀：原作"多"。据医理改。

又一李姓女，面生血粟。汁水红黄，痒燥浸淫，微现红肿，上以白芷、大黄、轻粉、黄柏、雄黄、五倍子、大枫子、黄连、蛇床、水银、苦参、藜芦、香油化黄蜡，调搽渐愈。

注论：红黄汁水，燥痒之证，行常每遇之患。证虽行常，其因有歧。上部见生者多毒多燥；下部见生者多湿多淫；结痂如松脂之状色紫者偏燥；傍干红热者偏毒；易于延染者偏湿；患宽腐烂者偏淫。虽各有因，总原邪风外受之由，亦难免不无内毒相兼之情也。

西邻孙姓一小儿，头患痒毒之证。初如粟疮，痒极难忍，以后发肤遍溃，白屑延漫，次渐红湿，如蜡黎头状。上以轻粉、苦参、水银、大枫子、蛇床、香油化黄蜡膏调涂，痒虽微止，未得全效。又加藜芦、樟脑、大黄，倍山甲，三四日后，结痂而愈。

注论：痒粟、血风、血疳、浸淫等证，因由广繁，治法每不一定。海上偏方相传，用山甲片刮顽癣搔痒之证，其痒便止。今以山甲兼用治痒，亦相其类也。

杨景瑞识案

邸姓一女，项患淫痒。黄脂燥结，肤面染溃，毒汁时流，结如松脂，傍生白粟，遂即串染，痒极则疼，肌含红晕。互施散风、清热、解毒、渗湿之药，终未获效。后以菊花叶、芙蓉叶、雄黄、章丹、石膏、大麦熬粥，调贴患处，三夜便愈，效如影响。

注论：菊叶、芙蓉叶治过腿胫淫痒、色暗兼疼多证，加以姜、桂热散之药，每常获效。今施此患，加用清凉之性，又可得验。参其药性，大概润燥、滋阴、止痒，加法随其上下，辨分阴阳寒热。其理不一，医应活法，勿可概论。

李文彩股内痒患。原由肿毒已愈之后，遍起破粟，微紫兼暗，痒甚则疼，汁水时浸。数投诸药未效。后以黄柏、藜芦、苦参、山甲、闹羊花、白矾，倍用干姜，热油上调患处，立愈。

注论：凡治痒证，总以散风、杀虫之药为主，随其阴阳寒热加用，方为的当。余每治痒证，兼以苦参、藜芦并用，取其相反而得相济，故获奇效。总因窃效古圣遗法，偶致侥幸。察朱丹溪治许白云之风痰，导法涌吐，而即立瘥。今施其法，治皮肤外患，大概有功无害。若投内服之剂，非有洞奥达权之能者，勿可滥用。

朱丹溪，后世皆称朱真人，著《本草通遗》①。

同族一佺妇，腋下患生风毒之证。白粟周起，汁水浸淫，疼痒互现，延满肋胁。上以渗湿逐风之药，兼服汤剂，屡投罔效。后以蟾酥丸二粒，葱汤服后汗出，一夜，次日患皆干痂，内觉舒畅，渐次而愈。

注论：斯疾之情，似乎心火毒风之理，虽非疔毒，察其生发暴促，故投蟾酥丸治之，遂获效验。蟾酥丸实为暴毒速迅等疮之圣药，勿以药少物常为失，其理全仗发汗透表散邪之功也。

卸甲庄李姓一小儿，眉上额间血风之证。初溃延漫，搔痒无度，抓刺疼甚，串及鬓脸，紫燥皮烂，缠绵不休。治投白鲜皮、木通、蝉蜕、白芷、当归、赤芍、甘草煎汤，送服五福化毒丹二三次，外上狼毒、苦参、轻粉、蛇床、闹羊花、黄柏、藜芦、香油化黄蜡调敷，结痂而愈。

---

① 本草通遗：即《本草衍义补遗》。

注论：内毒积久而生外热，热极生风，风久生虫之候，外患皮肤，皆能致痒，疼为毒盛，故而古圣云：诸疮疼痒，皆属心火。详参《内经》之语，即是疼痒并作之疮，方为毒火，非是竟疼不痒之证为心火，亦非竟痒不疼之证为心火。外科疮证，非疼即痒。医法若是俱按心火之理施治，便能效愈，疮科先生更群聚矣！古人文简义奥，后学之辈，不察精微之细，见证便照毒火医治，投方不效，反疑古圣遗语谎①误。非是古圣误后学，诚为后学之人，不明经旨之义而自误也。竟有始终不解者，多矣！辟如身临未到之处，误中转向，疑南是北，反笑日从西出矣。

轩辕黄帝与其臣岐伯遗著《内经》，名曰《天元玉册》《灵枢经》《黄帝素问》。

痒毒湿淫汇案（下）②

以前痒毒，以下湿淫，二者受患原由，虽为一因，而以上部受者多偏风燥为阳；而以下部受者多偏湿淫为阴。故而本堂立案，分为痒毒、湿淫二说，以备同道君子，临疾易于辨用也。

漫散营马姓一男，脚胫湿毒之患。初发之象，寒热往来，身漐无汗。脚胫漫延白粟小疱，遂即破烂，毒汁浸淫，疼则兼痒，与脚气之名无远。治投散表渗湿之剂，以防风、防己、木通、麻黄、独活、木瓜、黄柏、苍术、槟榔、牛膝，服后葱汤催发通汗，外上菊花叶、芙蓉叶、雄黄、轻粉共研，以豆腐渣敷贴患处。服、上之法连施，疼痒尽除。止余破烂之处，换上

---

① 谎：原作"慌"。据文义改。
② 下：原无。校注者加。

金蟾散，对黄柏、枯矾、白芷，收痂而愈。

注论：下部为患，发即促至者，俱属毒邪与寒湿互相凝滞肌肤为患，荣卫不得流通，邪淫毒湿逆结肉脉之故。施治之法，首重宣通流气、发汗散寒为要，分别而治，莫远渗湿，必获奇效。

三刘庄一张姓者，足背之证。溃烂紫灰，时染好肉，跗面焮肿兼暗不疼。治以服剂：紫苏、萆薢、防己、麻黄、牛膝、苍术、黄柏、独活、木瓜、槟榔、甘草。外用烫洗散风活血逐邪之法，上以蟾酥面、紫硇砂、石膏、章丹，以针挑刺患边之际，令出恶血，始不延染，毒气似乎消解之象，患处改上金蟾散，对龙骨、蜈蚣、白芷、石膏、甘草。伺毒已尽，患贴玉红膏生肌缓愈。

注论：斯疾获效，尽在逐湿散风通经活络，兼刺患边，使毒而无傍染，故得效验。下部之疾，湿毒等证，用以上法，每得奇捷。虚实阴阳，温热汗散，临疾调用，莫远流气活络准定之法为要。

本族一家姐，腿胫骨前生疮。初似癣证，暴腐溃烂如手掌大，紫烂痒甚，汁水时流，肉渐宣肿。治用服以萆薢、木瓜、木通、麻黄、紫苏、黄柏、槟榔、当归、苍术、牛膝、防己、独活，葱汤催见通汗，外以水银、苦参、黄柏、雄黄、轻粉、大枫子、蛇床、藜芦、陀僧、章丹、玉红膏调搽而瘥。

注论：下部为患，皮破溃烂，总因邪阴凝滞，气血运行不周，淫湿风邪伤于肤脉，故而暴发腐痒，时流汁水。投以活络流气之剂，宣解下部，疏通气血，每施必效。原法备录，存以再用。

阎庄子刘姓者，项生风粟之证。痒甚红紫，后渐浸淫，毒汁流染，延及背胸，二便秘涩。内服当归、白芷、荆芥、防风、花粉、银花、连翘、野菊、生地、木通、川军、甘草节，洗以溻肿汤，加防风、苦参、银花，外上当归、白芷、大黄、苦参、蛇床、雄黄、轻粉、陀僧、黄柏、甘草，黄蜡熬香油膏，调涂患上。溃处作肿，浸流毒水甚多，痒止脓生，换上生肌药，对黄连、黄柏、章丹，遂得渐效，肿消水止，毒散新生而愈。

注论：详参以上之患，大略总因脏腑素蓄积毒，膀胱久蕴湿热，上发颈项，溃后复受风淫，故而延开涣漫。若止一毒而无风湿淫之偏，万难傍染散大。

大厂一梁姓男，腿胫湿毒之患。五六十日，紫黯腐烂，痒甚则疼。两腿并发，绵延过膝，黄汁时流，结痂薄浅，常时木胀，微肿不热。治用牛膝、羌活、桑寄生、萆薢、苍术、黄柏、麻黄、当归、熟地、炮姜、肉桂，服后酒押①葱汤，催见通汗，外以雄、柏、姜、芷、苦参、藜芦、山甲、狼毒、蛇床，油蜡熬膏调上。三四次后，热肿立发，疼痒即止，暗转红活，脓生而安。后以活血解毒之药，调涂玉红膏而愈。

注论：究其患之原生，未甚延漫。因经他医投以清、解、降、消、上、服等法，渐次神衰懒食，患遂漫染，而致起立艰难，被累久迟。归推证患缠绵运穷所关。医者临证施法，但当应以情理形色决之，方为确道，勿以病名为一定准路也。

凡治诸疮之总理，肿证必令其消；不肿之证，必宜治令其肿。疼证必令其止；不疼之证必宜治令知疼。无汗之证，必令

---

① 押：犹言"押伴"，谓加入。

见汗；汗多之证，必宜治令速止。无脓之证，必令见脓；脓多之证，必宜治令稠少。其余红者、热者，亦皆其理。医者若无反此之能，证终不得应期效愈。余论是否，明者鉴焉。

本族一女妇，腿胫湿淫之患。前面腐烂手掌大小，通肿胖大，毒汁浸流，傍生白粟，遂次延染，痒甚则疼。治服苏叶、独活、苍术、槟榔、防风、牛膝、黄柏、木通、草薢、麻黄、苦参、豨莶，煎服见汗，遂以洗药归、芎、独活、白芷、银花、苏叶、菖蒲、防风、甘草，患渐消散，干结薄痂。换以雄、柏、军、草、白芷等面，油蜡调涂而愈。

注论：以前痒毒湿淫各患，俱以汗散流气等法，服则速愈。汗散通表之法，不止施之风寒邪毒有功，搔痒湿淫之疮，早用是法，犹且更效。故而《内经》云：汗之则诸疮已。不但疡科，内科等证，多有不可失此法者也。或问之曰："诸疮既然汗之则已，何必用以温补、攻托、清降、宣解乎？"《内经》之说，乃指言初发表实之际。善明此理而用之者，定能重患移轻，轻证易愈，即便不效，而且无害。庸俗之辈，不精其理，反将此法施之于已溃、败坏之证。患者服之，受其发散，不但不效，而且耗散真阴，反增虚痃，而致危亡。其咎归推先圣遗语不明，岐黄含冤，真是无地可诉！

岐黄者，乃轩辕黄帝与其臣岐伯，遗著《内经》，医门首圣人也。

第八门　阴虚汇案

丁庄子张相贤，左足小指一证。次节溃孔大如杏仁，不甚深险，半截有余。伊原向在京城恒康炉房领东生意。在京延医，屡治不效，归家约余视治。观其患势，微肿淡红，无脓少腐，气味腥燥，有时疼极，夜犹更甚，昼或轻缓，时常劳热，面色灰暗，隐含贼光，语音如常，脉微沉数。究其服过诸方，或多止疼活血，平肝舒筋等剂，始终未获一效。余忖其患总关阴虚之甚，气血未便大亏，盖因素养丰足中和，未甚伤碍。治以烫洗活血之法，服用知柏地黄汤，加牛膝、肉桂、鳖甲、枸杞。服之三四剂，患口上以养阴之药，敷盖玉红膏，似无效验。余思其患虚久过甚，药不济力之故。复将原方双剂并用，连服四五次后，其患似觉十中减去二三之象。遂次屡投二十余剂，疼止神增。后将原方改用丸药服之，二个月余，患口收痂，缓次而愈。

注论：形轻病重，夜疼昼安，患处淡红少热，气味腥燥，阴虚之证，往往如此。前代多医未言疮科阴虚之理，余常叹之。伊在京省，身居富号，频经多医，未见毫效。总因尔医未细形状脉理之情，罔闻外科有阴虚为患之论，致使患者缠绵久累，险而失误。但愿后贤明者，于疮科阴虚证理之说，宜加细辨，并有幸甚焉。

赵各庄马成龙之妇者，手母指证。初发皮内隐黑一点，次渐溃破。黯干僵腐，疼连半身，午夜犹甚，不肿不红，不痒不热，其患类似调疽。治以六味地黄汤，加归芍、乳没、肉桂、粟壳、甘草，外上紫霞膏，对硇砂、巴豆。服、上之次，疼止腐活，生阳成脓，后换玉红膏，加鳖甲、乳香、血余灰，涂上，渐安而愈。

注论：阴虚火旺，津液枯涸，肾水受耗，荣卫虚燥，每发为疽，形小微肿，患口陷黯，腥腐少脓，疼彻筋骨，昼轻夜重。

如此之患，虽非逆证，亦多险恶。治以滋阴救燥之剂，补肾水而引命火归原，或可效验。

小庄子张姓一妇者，腿腋阴虚之证。已溃数月之久，疮口陷沿，其色淡红。傍聚一埂，脓稀时浸，将生管漏之状。夜疼过甚，面白神衰。治用六味地黄汤，加芎归、黄芪、乳没、肉桂、粟壳、甘草，外上桃花散加轻粉、儿茶、雄柏、冰片。上、服之次，夜疼遂止，疮口微觉效验之状。上、服之法，连施未间，脓少埂消，次渐效愈收敛。

注论：观此久溃未瘥，形气衰羸，血脉渐亏，阴虚之象，本此而增，故而夜疼过甚。非以六味加补之剂，连投奏效，他法未便获验之速也。

松各庄周姓者一妇，母指一证。初系肿毒为患，因被他医刺开太早，无脓少汁，微浸瘀血少许，渐次闷肿，患口斜翻，毒汁稠粘，夜疼难忍。二十余日，疼肿屡增。治以归芍地黄汤，加川芎、肉桂、黄芪，服后外上桃花散，儿茶、冰片、麝香，盖以玉红膏，洗以溻肿汤，加苦参、银花、防风、菖蒲、蜂房，夜疼即止，次见大脓，肿消神爽，渐得痊愈。

注论：其疾之由，初系平常之患，总因开刺太早，患遭残伤，气血暴泄，胬肉翻突，而致渐变阴虚之象，夜疼兼作，患口斜横。非以内服滋阴益水之法，止以外上之药，功岂能效？开刺之过，害岂小哉！为医之道，开针之法，应有准则。开后见脓为上，若不见脓，或多紫血黑汁，反此者，多凶少吉。

大凡疮疡溃后，患口圆正者，本属原气充足之兆，易治易愈。斜长歪陷者，多系遭医妄治之故，难治难愈。若是原溃之后，患口便是斜歪陷之样者，必成管漏，更属难医难愈之证也。

北务王姓一妇者，因产之后，乳生一证。初肿之时，乳头似觉微溃，经久未愈，屡延他医，数投上、敷等法未效。约余诊视，见其乳头微肿，似乎乳孔溃烂之状，有时微浸汁水。诊其六脉，沉弱兼数。乳内夜疼难忍，昼始觉宽。忖其脉证之情，必属阴虚为患之象。拟方以归芍地黄汤，加乳香、郁李仁、贝母、花粉，遂次见效，外以玉红膏，对黄柏、雄黄、鳖甲，连投服剂，渐而痊愈。

注论：阴虚之患，多居手足支指，又有见生妇人阴处、乳部者，大约亦不为出乎理外。再遇斯疾，莫可以定处究求，当以证势渺小，微脓、微肿，微红、微腥，脉沉弱数，夜疼昼缓之情而为定论。今存备录，以伺后贤参考。（杨景瑞识案）

第九门　顽证汇案

小定福庄梁姓一男，腋下附后生一核证。中有硬棱如骨，傍似蛣串之状。患孔之外，嫩腐突胬，色微紫黯。刺割傍硬串处，瘀流甚多，移时冷定成坨。治以外上紫霞膏，对番硇①、干姜、肉桂，溃处渐觉缩束。次将硬核割通，内坚有声，割刮瘀凝不甚疼楚。复将原药，加蟾酥丸面上之。刮割五六次后，顽腐渐减，似觉微脓之状。换上桃花散，加轻粉、枯矾、收胬散，渐收结痂而愈。

注论：忖斯如此顽患之获效，竟在刮割除瘀之功。瘀去坚除，药力得施，证得效愈。医者若无变通施疗之法，概用蚀腐恶药，顽硬之患，毫未消减，而好肉反被残伤。其理好比攻贼

---

① 番硇：出西藏，有五色，以大红者为上，质如石，并无卤气。

未克，良民受祸。若非如此割刺不甚疼苦之顽患，医当慎戒针刀，恐有伤损真气之咎。其理乃是"礼敬君子，法治小人"之义也。

大厂海姓者一妇，手母指顽证。骚痒不休，紫红僵粟，隐含汁水，延染至腕，内结一处，顽肿微高，贼光黯亮，刺破稀脓，疼痒兼现。余以止痒上药，罔效。究其原因，一年之先，生过疥疮，故而有此遗结之毒。复投陀僧、硫黄、火硝、山甲、水银、大枫子、核桃肉，对香油上搽，二三次即愈。

注论：原系疥患留结为毒，故而色多紫黯，形露湿淫，病者不言其状，恐难速效。疥者，阴湿燥风，传染皮肤，疲顽之患，大约筋骨肉脉无甚伤害。古人立法，而以硫黄、火硝并用，其二药相反，每得速效。

郭庄子一马姓妇，槽骨之下颐颔①生疮。屡投多法不效，内有脆骨，外包软腐嫩肉之状。刺破不疼，瘀血流定成坨，甚为疲顽难愈。治以紫霞膏、干姜、番硇砂、巴豆、金顶砒，上后作肿、知疼，脆骨渐减。次见微脓，后换生肌散，盖玉红膏，渐缓而愈。

注论：累见如此疲顽多患，投以上法，药性似无相远，总赖番紫硇砂，称为首功。其性用于顽患不甚大疼，获验捷速。诸经本草未载其功用之奥，止于巴膏方②内，用贴顽毒有效之

---

① 颔：原为"含"，同音致误。
② 巴膏方：出自《医宗金鉴》卷六十二。组成：象皮六钱，穿山甲六钱，山栀八十个，儿茶（另研极细末）二钱，人头发一两二钱，血竭（另研极细末）一钱，硇砂（另研极细末）三钱，黄丹（飞），香油，桑、槐、桃、柳、杏枝各五十寸。功能主治：此膏贴一切痈疽发背，恶疮，化腐生肌，甚效。

说。其余失于用世，不亦惜哉！

贾各庄张永恭，腿胫内臁之证。初由湿淫受患，溃孔二三处，后至湿肿，内空四五寸许，红嫩色淡，渗流稀脓，似如泄脂。忖察现情，总系淫邪虚毒互相兼染为患。治投渗湿活血之药罔效，复用鲫鱼肉捣烂，对桃花散，贴于患上。三四次后，色退肿消，空处平满。患口换贴玉红膏，渐缓口敛而愈。

注论：每逢下部溃久失治，受以风湿邪淫，肿光放亮，微现红热，脓如米汤，内兼空陷，概系气血运行不周，邪伤肉脉，瘀滞不散。如此顽患，最属缠绵。鲫鱼之性，舒散留瘀，拔毒却邪，确属得效，邪退瘀行，气血流通，阴无所附，效若影响。

双碢王经，手背之证。初因刺伤，渐致腐烂延开，色紫兼暗，溃面如似蛆蛀之状，僵而白硬，干燥则疼。他医屡治未效。余以溻肿汤加苦参、蜂房、防风、银花、菖蒲、赤芍烫洗之。次贴以芙蓉叶、菊花叶、雄黄、桃花散，大麦粥调敷，六七日后，疼止黯退，溃面缩小。换用玉红膏，生皮收敛而愈。

注论：详参斯疾，总系阴阳驳杂，血燥虚阴顽疲之象。投以活血烫洗之剂，敷以养阴润燥止疼之药，故得速效。每逢溃久腐烂，血脉烂燥疼极之患，敷以芙蓉、菊叶救燥止疼之法，屡得效验。

松各庄李姓妇，腕生穿骨疽于内关穴。经他医治之未效。患中胬肉花突，时疼彻骨，傍多燥紫，不肿少热，其胬割去不疼，血流紫定，内有硬骨。治以桑火烘之，上以紫霞膏对蟾酥丸、章丹。四五次后，僵干而愈，其效甚为速愈之顺也。

注论：观此证之效速，俱在桑火之捷。寒阴凝滞之患，施以阳烈之法，非法之速，药力岂能？

霍各庄安姓一妇者，瘤证二十年余。始觉红紫疼热，肩稍之患，腕难伸舒。治以周涂玉红膏，对蟾酥丸、肉桂。数日，皮外虽腐，内坚仍旧。又贴千搥膏，对硇砂拔破其内，出如粉渣甚多，白黄杂色，后有膜皮之包，随次流出，上以灵药，对乳香、儿茶，贴玉红膏，缓愈。

注论：顽证已久，暴变紫鲜红热，实乃郁久生阳之故，岂在治验之能。斯疾郁久生阳，成脓自溃，未经砭割刺灸，犹属病者万幸。若不待其自溃，妄行滥治，吉凶未可料知。病证有不治可愈，治反受害者，即此缠绵久累、郁久生阳之候是也。

金庄刘姓者一友，腰中附脊生一顽核。初起柑大一枚，其患未发一年之前，便觉瘙痒兼木，忽则变发，微红不热，有时心烦。后至顶头腐溃，色白如筋，脆硬如嵌。屡投诸药，傍肉红疼，证终未效。复上以炒巴豆、蟾酥丸面、干姜、肉桂、灵药，渐次硬化为腐，似有离活之象。遂次消化，顽腐尽脱，内现溃孔三四，甚深，色白微红。又换桂菼生肌散，盖玉红膏。数日，口敛而瘥。

注论：顽证久累，诸药未愈，其情总属纯阴理。非如此蚀药，兼之姜桂，岂能立获奇验？

大厂本族一稚子，秃头疮证。但系有发之处，俱结灰白痂敛，露肉之际，腥污熟红，凝汁粘黄，时现疼痒。屡投诸法不效。余令洗透，将秃敛剃净，上以马蜂窝，孔朝上，入白矾末，火煅枯焦研面，对铜花①各等分，香油调涂。上之二次，凝汁流尽，疼痒渐止。改上香油熬黄蜡为膏，加白芷、大黄、苦参、

① 铜花：铜屑。见明代李时珍《本草纲目·金石一·赤铜》。

胆草、雄黄、甘草。每用薄上，数日发生而愈。

注论：《金鉴》治秃疮法，有败铜散方，乃化铜旧罐。余今之意，总是借铜化浮结之余灰力，其用乃有原质并存，胜其铜罐数倍，又胜铜绿之暴烈。用此不甚大疼，每获定效。性柔力强，功超群外。

第十门　败证汇案

大厂马全喜妇人，患肠痔七八年。初因产后得疾，每经数日，肛脱坠出，或便血不休。后至日愈犯重，二便时常不通。渐致每日如是犯之，自晨至午不能收回，大肠脱出，状若鹅卵，紫黯溃孔。诊其六脉沉短兼弱，无神，面黄胖肿。忖其为患，久累气虚过甚，拟以成方，用补中益气汤，重用升麻、五味子，减麦冬加郁李仁、羌活、炙粟壳、白芍、石决明。煎服二三剂后，随次泄下黄红恶露几次，多致盆许，肠收不坠，二便得通，立获效验，日见强壮。余将原方改为丸用，加槐花、章丹、朱砂为衣，调理月余而愈。

注论：想斯证之久迟，屡增渐犯，大约荣卫虚赢太过，实为痣患。投以加味补中益气之剂，立获奇效。服补剂而反作泄者，总系清肠之气得升，浊阴之积故降也。升麻提阳明清气上升，柴胡引少阳清气上升，参术补气，归芍补血，五味子收敛气血，陈皮行气滞，郁李、粟壳、羌活滋阴止疼，黄芪、甘草解毒助中，决明消管却毒，槐花引阳明为导。法虽应证，不意功效捷速，灾除难满，真是命数所关，以显先贤遗方之妙。

二便时常不通者，其理乃系气滞于中，即名后重。总因病迟久累，荣卫过虚，以致阳不能升，阴不得降之故。吴仪洛曰重用升麻，便反得通，即指以上虚久中滞，二便不通之理也。

内、外两科门虽各异，其理统一。虚补实泄，表实宜散，里实宜清，气充则精旺，血足则神旺，正旺邪自除，本利①则道生矣。

小务王振声妇者，锁骨之前生疽。初如粟米小疱，溃则侵②烂，全不知疼，肌肤遂死。好肉边际又起白膜，即又干死如顽皮状。傍肿坚硬，紫硬突僵，日渐染大。内无七恶相现，形状势若常人。观此顽恶之患，外形甚属凶险。初治以刀割其顽腐，致深毫无疼苦。上以紫霞膏，不知疼痛，次加斑蝥、巴豆、金顶砒，一宿顽腐边际微知疼拘。察其傍肉燃肿硬漫，余意此因药毒过甚，恐伤咽喉。即以解毒等药，洗去其毒，傍涂蟾酥锭面，对当归、甘草，以消余毒。次日疮毒微消，患内白膜似有微败之状，顽肉虽似僵硬，止有水湿不干之样。余忖斯患虽顽，恐其恶毒之药，连施难当。悟思硇砂之性，可以施用，即将紫番硇砂，对干姜、蟾酥丸面，上于顽硬肉上，盖以玉红膏，内服山甲、鹿角霜、乳牛牙、芎归、蛇蜕。是夜黄水潆流甚多，疮边顽腐似有离活不染之状。即又割其顽腐，微见鲜血，又上前法，黄水流败，内始知疼。复将原药，对以血竭、肉桂、乳香之半，方见顽腐皆软，边有微粘之脓。后至上之疼甚，改以灵药，对血竭、冰片、石膏、海螵，盖玉红膏，换服补中汤剂，次后肌平缓愈。

又杨希增之母，膝盖之外阳陵泉穴生一阴患，势若前证无

---

① 利：通"立"。"本利"即"本立"。"本立则道生"出《论语》。

② 侵：通"浸"。渗透。《证治要诀·大小腑门》："仍以侧柏叶同姜烂捣，冷水解下，侵些米饮佳。"

异。外上之法，仍用硇砂对蟾酥丸等法，贴以千捶膏，渐觉毒水潺流。伺顽腐离活，以刀割除，后仍用前证之法服、上，亦得缓愈。

注论：观此以前二证，用以恶毒之药，为医已久从未经施，已失而得，逆中求顺，皆赖巴豆、斑蝥、金砒之引领①，硇砂之功效也。理通则必验，用当则病除，医当留意焉！《良方集腋》云：硇砂之功，性含阳毒之精，秉阴毒之气，消结破坚，无出其左者。但用之际，因疮而施，勿可混妄试投。意外之患，施以意外之法，以恶毒敌邪阴，坏疮上坏药。若非得失之中，留意参情恻理，如此之证，岂能久居阳世？粗心失治，其非冤死！

谢蕙庭著《良方集腋》，巴膏方内代言硇砂之妙用。

金庄金姓者一稚儿，腿膝之证。初由挫闪为患，类似鹤膝风状，不得曲舒，隐肿疼痛。经过他医作以错骨缝治，拉扯力揉，证犹更甚。后至溃孔二三，粉浆时流，形气衰败而成劳疬。余用阳和解凝汤连服，外以牛胶蒸法，桑木炭烘贴千捶膏。服剂二十余次，患渐消减，脓稠缓愈。

注论：蹾闪挫碰，跌扑磕拉，筋骨接节未受重伤，当时未觉现然，日久渐次疼热，漫肿无头，皮色不变。不论四肢肩背、环跳等处，皆为附骨之患，即系不内外因之证。若作损伤治法，揉拉扯捏，致使患内残伤，宽染好肉，溃后多成疬证，成劳危亡，为医之罪何逃！

跌扑损伤分论有四，时跌暴肿，焮热疼痛者，血脉肉分受

---

① 领：原作"颌"。据文义改。

伤也。治宜汗散活瘀，烫洗敷贴等法。跌扑或致高坠，有无伤痕，未见多血，其重甚则昏迷不醒，谵语气粗，必因瘀血留积脏腑之情。治宜活瘀降下，疏通内瘀，见效之次，神清气爽，知疼觉弱，再另更方，益气止疼，必获效验。跌碰之时，动转不移，微肿色常者，骨节错落，筋伤扭转也。治宜揉捏正骨，舒筋活血等法。受伤之时，微觉疼痛，犹可步履，日渐漫肿，皮色如常，屡增疼楚者，俱属贴筋附骨，不内外因阴疽之患。若遇无知浅辈，作以错离骨缝治之，揉捏扯拉，致使轻证转重，坏中又坏，失治无救，实属为医不精，以命演手，贪功妄治。弥天之罪，久岂能逃！

北务本族一男，腋疽溃久。患口淡红，脓稀如水，微热多疼，治服托里定疼汤，加黄芪、青皮、人参、甘草，疼止神精。次后缓于调治，疮口陷暗，色紫兼熟，污水淋沥，换服十全大补汤，加故纸、枸杞、决明、胡桃肉、胡黄连，污水渐止，精神爽健，气血畅和。证虽无妨，原因中误调治，疮口终未收敛，经年有余方愈。

注论：腋下之患，经属厥阴，多系险证。急于治疗，犹恐有变，岂容中误致归顽败之候？托里定疼、十全大补等法，系乃古人立法，屡施得效。溃后诸虚，随证加治，法不二更。

丁庄子张孔贤先生一幼孙，痘后头发疮疖。患陷脓稀兼腥，作泻冷瓣，形气衰羸，将至垂危。治以服用故纸、肉桂、附子、枸杞、人参、泽泻、山萸、山药、白术、炙芪、炙草，引加姜枣。连服四次，泻止神精，腥秽全减。外以乳香、肉桂、白芷、轻粉、龙骨、人参、章丹，油蜡化膏调上渐愈。

注论：痘后发疖，系属先天胎原蕴毒，患居脑髓，故发于头。脓如稀脂，腥而多秽，形气败衰，虚羸之象，显而已见。但遇斯患，急以参、术、桂、附、姜、草、枸杞、破故纸，佐以滋补命门之剂，必获奇验。庸俗浅见之医，而以此证疑为毒热，投以清解之药，气血遭其克伐，立见危亡，而误赤子，绝人遗脉，冤之极矣！

按：痘证自汉时始兴，上古原无此证，概因天地纯朴，故无是患。晋朝①钱仲阳，深明痘科之奥。后医或以寒热阴阳，互为纷论。惟痘后余毒，多阴无阳，贤者勿以斯患虚烧、烦渴为疑也。虚烧者，阴血虚而生蒸热，烦渴者，肾水竭而致咽干。

钱乙，字仲阳，著《小儿直诀》②。

贾各庄朱姓一友，骨槽风证。患生已久，牙紧隐胀，孔流秽污，形神消瘦，腮坚闷肿，颐下高突一处，大如梅李，微热紫暗，面色痿黄，势现败象。治投以荆、防、独、芷、芎、归、姜、桂、麻黄、寄生、熟地、炙草，引用酒、艾煎服，发见重汗。三四剂后，高突之处，溃出秽脓，诸因悉退，牙渐宽缓。余忖此疽，久累之疾，决难速愈。令其温室静养，间以桑炭烘法，逐日施之。后渐阳气倍增，缓次脱出萎骨四块，陆续气血充足，口敛方瘥。

注论：骨槽风患，乃系阳经之分，受以风寒时邪，致生阴证。若在初发见标之际，治宜速用汗散温和之剂，或可消愈，迟则寒阴凝伤血脉筋骨之分，必致溃后变生多骨，虽有异珍，难获速愈。法宜阳和之剂，兼之温暖静养，多骨或可渐出。多骨不出，终无效敛之日。但愿后贤高明，勿用蚀腐克伐等法，

① 晋朝：当为北宋。
② 小儿直诀：即《小儿药证直诀》。

免使肉脉筋骨，复被残伤，以促患者危亡久累也。

卢庄李二先生女，患小肠痈证。身皮甲锉^①一月有余，小腹胀疼。原因产后，留瘀为患。后至不能起立，脐突二寸有余，高奘寸许，色紫亮暗，顶露白顽腐肉之状。治投以重用薏苡仁、栝楼仁、桃仁，加陈皮、归尾、木通、川芎，外敷肿处，以蟾酥锭面，对当归、乳香、白芷。服、涂之次，汁水自脐时流不止，泻下黑块甚多，粘而内硬，似乎血块积久之象。三四日后，脐突之处渐变白腐微脓，神精气爽，饮食遂增，脐腹亦消，后渐痊愈。

注论：内痈之证，本属外科。古医辨脉察疾，立有定法。今之受证之家，不明医理，患虽现然，自尚未晓，渐至垂危，或方知觉，势已迟矣。此患若非脐突肚肿，始未知为肠痈也。余投以薏苡汤，加用芎、归、木通，果得利下血积秽污之物，遂获效验，实乃无意偶逢之功也。备录方案，以预再用。

夏庄王六腹疽，溃久成漏，数月缠绵不愈。出虫三四条，细而甚长，气血赢败，食少面黄，自度难救。约余施治，用十全大补汤，减川芎，加杜仲、枸杞、白及、破故纸数剂，每清晨以川椒水饮服。外法用木香、续断、附子做饼，逐日灸之，日渐大效。愈后八九个月，伊因不戒郁怒，恣食腥发，詈骂长幼，复犯而亡。

注论：每逢诸虚之患，勿论其阴败异形，但是脉证不足，神气衰微，即以提补之法为要。虚甚者，与肾命并滋。圣人云：君子务^②本，本利而道生也。

---

① 锉：通"错"。错开。《世医得效方》："凡锉脊骨，不可用手整顿。"
② 务：原作"固"，据《论语·学而》改。

阴险之患，溃久不愈，而成败证，脓汁漓沥，延迟不瘥，每用花椒水，逐日饮之，或可得获奇效，勿可轻而忽之。

度其证之原情，难免不无冤谴孽报，证愈累脱，犹然不知悔悟，仍行恣肆詈骂尊幼，而致复发夭亡，生异患者视此可当悟之。

夏垫左姓一坤道，乳证溃久，居期一年之外，屡更多医，终未获验。延余视治，傍肿坚硬，皮色熟红，患陷隐疼，内肉残淡，脓泄腥秽。察其气色，不甚衰败。确情总因他医累投清解消毒之剂，外上俱以蚀腐等药，而致内受克伐，外遭残耗。余以香贝养荣汤，连投二剂，未待外上之药，患傍坚消，色转红活，疮口缩小，脓稠神爽。遂敷玉红膏，盖生肌药，数日痊愈。其证愈期之速，真属意料之未及矣。

注论：斯患之原情，盖由郁气结滞，致生毒肿。溃后失于滋补之道，复用妄蚀伐耗等药，渐至气血两虚，缠绵不愈。香贝养荣补荣卫，兼解郁滞，大约得益总以香附子之力，济助八珍而获速验也。时珍曰："香附子得参术则补气，得归芍则补血，得川芎、苍术总解诸郁，得茯苓则交济心肾，乃气郁之总司，女科之要药也。"

李时珍，字濒湖，著《本草纲目》。

附损伤

金庄郭七，火枪作去左手四指。初伤之时，心神闷乱，坐卧不宁，甚为险恶，方觉疼楚。余以葱白切碎，用砂杓炒热，转换贴熨，疼即立止。复以汤剂，乳没、归芍、生地、黄芪、炙粟壳、银花、陈皮、郁李仁、甘草煎服，决无疼苦。次用益元散，止住烦渴，手腕周敷花粉五钱、川白芷①、姜黄各一钱，干研末，名为截血丹，对陈小粉，凉水调圈，恶血亦止。患处上贴玉红膏，对米壳、郁李仁面，益伤止疼。过五六日，面白神疲，将原服之汤，加茯神、五味子，精神健盛。早晚加以骨碎补、自然铜、土鳖虫、续断、龟板、麝香，蜜蜡为丸，每服三钱。八九日后，脓汁渐生，遂次瘀腐脱落。至六十日余，败筋脱落，敛口而安，始终未甚疼苦。

注论：每逢暴伤金刃等患，首重止疼。葱熨之法，最称妙效。其次服剂，兼加活血益荣之药，以防将愈之风为要。郁李仁、粟壳，内服、外上，最为止疼之圣药。川白芷②可称外科金伤之首功，明者宜留意焉。

又金姓一小儿，粥烫之证。头面臂手，肤烂延开，甚属凶险。治以冷水喷其前胸之法，遂服益元散，加乳香、大黄、当归，次日得安。外以玉红膏，加粟壳、黄芩、大黄，遍涂伤处。数日之次，收痂渐愈。

注论：汤烫、火烧、暴伤之患，混投以上之法，万无遗失，胜强他药。

本乡彭玉成，钢镐刨伤足背一证。深入至骨，三四日后，伤口陷沿，不疼无脓，聊觉宣肿，锈涩③微麻，心悸惊搐，形似风痉之状。治以南星、防风、干姜、龙骨、白芷、天麻、甘草为末，麻油调上伤口。次后微脓渐见，麻涩遂解，次即知疼，肿消悸止，伤口收束。换涂玉红膏，对肉桂、乳香，敛口痊愈。

---

① 川白芷：原作"赤白芷"。据医理改。

② 川白芷：原作"川白占"。据医理改。

③ 锈涩：谓感觉迟钝，即麻木。

注论：观斯伤患之状，总属伤后受以外风，故有以上之象。情形似乎多险，试投以前散风益伤之药，获效犹属更速，其理总杖①南星、防风功力之胜。古方治破伤风痉，用此二药，名为玉真散，每投有效。刘完素增加白附子、白芷、羌活、天麻，犹属神验。余今试投所敷之法，其性无甚相远，亦得效愈。再逢是患，勿失此法。

刘完素，宋时明医，河间府人，后医皆称刘河间，著《原病式》②。

彭玉成后五年次因被仇人刀砍③肠④腿内股，六七日后，伤口始未知疼，小腹起一疙瘩。忽增疼引半身，小便赤涩，四肢微麻，饮食减少，脉见浮紧，肚腹有时胀满。大约情由，总系亡血出多，邪风隐现之故。治以冲和膏，倍紫荆皮，加南星、草乌、葱汁调敷，周傍止留伤口一条，内服四物汤，加乳没、粟壳、白芷、防风、南星、天麻、秦芄、木通、滑石、甘草。服后一宿之次，肿归伤口高起，冒出凉气，多时小便得通，疼痛立止，精神遂爽。伤处换涂玉红膏，加肉桂、乳香，渐敛而愈。

注论：古医云"治风先治血，血行风自灭"之理，实称致道，然而宜当随其上下，次寒热之情，加法施疗，方为活达。

后店王姓一女，被烧一证。伊因在京佣工，夜被臭煤毒熏落床，通臂着火许久，救苏之次，全臂内外俱已烧焦。至家数

---

① 杖：凭倚、依靠。
② 原病式：《素问玄机原病式》。
③ 砍：原作"坎"。据文义改。
④ 肠：通"伤"。损伤。《备急千金要方》卷三十、《外台秘要》卷三十九"肠"作"伤"。

日之久，延余视治。似有微汁，上以玉红膏敷涂，内服乳香黄芪汤，次后僵腐脱尽，见骨缺肉之处，大小三四孔，虽属渐次得效，止于换药之时，疼苦难忍。余将玉红膏内对罂粟壳同熬，再上，便则疼缓。半年之次，渐而得愈，未更是法。因而每治腐尽，新生之疮，上药疼痛，俱以粟壳对熬，皆可止疼得安。

注论：罂粟壳施治暴伤，以至外科内服外敷皆能止痛有效。内服汤剂，必应蜜炙，去净余子，否则有伤生命之害。医当慎悟！

邻居孙姓一稚儿，因其素有痞积内证，经专医刺手食指后，至数日偶而触破原刺之处，血流不止，腥而兼躁。治投凉血宁神之法，不止，又施四物汤，加棕榈炭、黑栀、五味子、乌梅、龙骨涩敛等剂，外上血余灰，终未得效。延迟四五日矣，患者目直神离，面灰油暗，形容似鬼，难以起立，阖家啼泣，仍来乞求。余因万出无法，推之不却，误中将护心散加雄黄与之，以为搪塞而矣。其家将此灌服下喉，其血立止，连服三四次，神增气壮，数日强愈。

注论：以前此患之情，总为金伤之后，患口已然将敛，偶因触犯，血不止之候。虽然误投之法，确巧误应其证。证虽偶效，理实难明。伺贤者再遇斯患，仍试此药，果能再效，究其致理，赐立确论。

校注后记

《外科明隐集》由清代医家何景才所著，刊于清光绪二十八年（1902），系中医外科学专著。自刊刻以来，鲜有人关注。有关该著作的研究资料甚少。在一些工具书如《中国中医古籍总目》《中国医籍通考》等仅载有书名、作者、版本等简单信息。且《外科明隐集》至今未出版过规范校注本，以致该著作的流传范围受到影响，学术价值等也未得到应有的重视。现就整理工作择其要者爰录于后。

一、作者的籍贯及履历

何景才（1848—?），清末外科医家，字羡亭。三河（今属河北省三河市）人。幼年时期因家贫失学，后习疡科，虚心求教高明，日久其术益精。三十余年朝夕临证，多有心得。晚年撰成《外科明隐集》共四卷，著述外科诸证病因方治等，另附有上、下两卷医案。书中辑录历代外科诸论，这或与著者个人经历有关，因其家贫所致，幼年失学，既无祖传，又无师授，故在前代文献基础上参以个人临证经验编成。

二、主要内容及学术价值

本书共四卷，另附上、下两卷医案。卷一为增补《医宗金鉴·外科心法要诀》诸论歌，辑录书中总论歌、阴症歌、逆症歌、辨肿歌、辨疼歌及总论治法歌等内容，或增补，或加注，或改著，在肯定原著价值的同时，对其中存在的错谬、不足之处予以纠正与补充，观点鲜明，说理清晰，对读者多有启迪。卷二为自撰辨因论诸歌 5 首，乃作者补著《医宗金鉴·内外三因》之余情，意在"发明古贤之未细者"；自撰五痣总论歌及十三因总歌计18首，颇多创新之处，意在"发明古贤未发之意"。此卷歌论文句流畅，言简意赅，读来朗朗上口，丰富、发展了中医外科病因与辨证学的内容，值得后学认真学习研究。卷三集中论述了疗毒的辨因、形、证、治与禁忌，以及红丝疗、浆水疗、羊毛疗的治法。卷四首先论述了险中四要证（邪毒阴疽、疗毒、时令瘟毒、附骨阴疽）的受患情形与简便治法；接着简述了针刀图式，认为"用开疮刺瘀割腐之针刀，止以五六件足其所用，何必多预"，反映出作者在外治方面的娴熟技能。医案录汇分上、下两卷，包括疗毒、邪毒阴疽、时令瘟（邪）毒、附骨阴疽、肿毒、咽喉、痒毒湿淫、阴虚、顽证、败证十门，收录作者三十余年外科临床验案数十则，详细记载患者病况及治疗用药经过，并于每案之后加以注释，阐明临证思路及用药原理。

本书在学术上主要针对《外科正宗》《医宗金鉴》的内容阐发自己的观点，肯定前贤的学术成就，着重指出不足之处，并且在先贤基础上提炼出不少新的观点与主张。

1. 以明清外科医论为基础

本书大部分内容辑录自《医宗金鉴·外科心法要诀》，而《医宗金鉴·外科心法要诀》的内容主要源自明代陈实功所著的《外科正宗》，可见其学术传承关系非常明显，尤其卷一至卷三的内容大多引自上述两种专著。著者在引用时肯定了《医宗金鉴》的价值，指出"其中又有洞明致细之处，如经络论、脉理论、辨疼、辨肿、辨脓、砭法、溃疡主治等歌论，实称奥妙，可谓出于经验之致精者，后学不可忽失，宜当宗指"。但作者在引述前人相关外科论述时，并非照抄照搬，而选择批判性继承，在继承中不断发展完善，其实事求是的科学精神难能可贵。正确的给予肯定，如"疽由筋骨阴分发，肉脉阳分发曰痈"，作者批注"以上二句，方始发明痈阳疽阴，深浅之理"。不当之处也大胆地予以指正，如《医宗金鉴·外科心法要诀》中"痈疽原是火毒生"，作者认为："痈者，乃系属阳，红肿疼热之疮也。疽者，乃系属阴，皮色不变，起发迟缓之疮也。痈既为阳，疽既为阴，岂可以原是火毒生总言为提纲。"因前人的论述并非全然无误，作者为给后学者更加准确的外科医理，故在前人论述基础上，或改编前人所述，如"本堂增补改著《总论歌》"等，或增补相关内容，如"五瘭总论歌"等，以详尽地阐述外科的理法方药，条分缕析，发明古贤隐而未发者。

2. 理论、病证并重，参个人临证经验

作者在前贤基础上，将中医外科病证理论进行了总结，提炼，提高临床指导意义。如在卷三中主要研究了疔毒的辨因、形、证、治、禁忌等方面，叙述完备，内容精辟，值得临床借鉴和运用。重点论述了邪毒阴疽、疔毒、时令瘟毒、附骨阴疽四种外科阴险证的形症、治法，临证治疗注重内外治并用，内治法根据疾病的不同时期与表现灵活使用消、托、补法。对阴疽一证，治疗主张温经散汗之剂内治之外，外以桑炭火烘法，以助阴毒外出、消散。如不能消，也可移深居浅，次用补气之剂，加山甲皂刺托之。若内脓已成提出应急宜速施开针之法，若不速开，多成漏证。伺脓成速当开之为要，若失其时候，其自溃恐致内陷空宽，多成败证。脓溃泄之后，补中健脾，谨慎调养，不致有枉死之过。从作者的论述当中，可以看出对外科阴疽一证分析得透彻全面，治疗方法根据临床的不同分期内外同治，消、托、补并用。作者特别强调了脓成应开之理，其用针开之法，深必宜进寸许，其用针之人，心在一定，莫要手惧，将刀急入速出，患者必不致于甚疼。不但反映了作者自身的外科理论与临证水平，也可见其为方便后学的良苦用心。

书中针对《医宗金鉴》提出了不少异议，充分展示了作者对外科疾病的独到诊治经验，如"疔毒邪盛勿畏麻黄论""误用山甲坏疔论"等独具特色、发人深省。卷四用较大篇幅详细介绍了作者常用的内外治方及医方，内容翔实，见解独特，尤其"仙方活命饮、神授卫生汤不如荆防败毒散论""阳证不实勿用寒凉降药论"等，阐发《内经》"汗之则疮已"的治则，倡用辛温发散，反对滥用苦寒降泻，极富现实指导意义。

3. 聚前贤外科诸论，附临证医案

四卷论著之后，作者唯恐"近在初学者，恐仍不易，复将向日以来，治过应效等症，特著上、下二集，各自分门汇录为十，名曰《医案录汇》。"医案分上、下两卷，共十门，包括疔毒、邪毒阴疽、时令邪（瘟）毒、附骨阴疽、肿毒、咽喉、痒毒湿淫、阴虚、顽证、败证等，并于每案之后，加以注论，启发后学。作者注论时，引用了不少前贤的理论来支撑自己的观点，如疔毒汇案中南寺头杨姓一坤者，颧骨疔证初起用麻黄发汗散邪，引用徐之才的"轻可去实，葛根、麻黄之类是也。"作者认为此话中的"轻者是言麻黄性味之说也，实者是言病理表实邪盛之说也。"疔毒初起表实邪盛之际，当用麻黄发汗祛邪，"勿以性热为嫌而误"。咽喉汇案中暴患喉证，作者以葱姜熬汤熏其口鼻，刺少商，灸照海，喉觉宽缓后，服用散寒逐风却邪之药得愈。其治疗机理则是来源于王洪绪的"缓病咽喉者非寒，暴患咽喉者非火"之论。痒毒湿淫汇案（下）中载有腿胫湿淫之患，治服苏叶、独活、苍术等发汗祛邪之药，见汗之后稍加调理则愈，初起之时运用发汗治疗的思路则来源于《内经》的

"汗之则诸疮已"。此两卷医案内容丰富，案后注论分析透彻，说理精辟。以个人临证经验来生动阐释外科理论是本书的一大特点，将理论与实践紧密结合，融会贯通，对后学者临床借鉴运用大有裨益。

4. 以文字论述为主，兼用歌赋体裁

全书的主要内容采用了文字论述，简练易懂。作者同时借鉴《医宗金鉴》的编写方式，叙述侧重歌赋体裁，以便后学者易懂易记，寓意深刻。书中既有辑录他书所载歌诀，也有何氏自创歌诀，皆为作者切身经验而来，以歌赋形式叙述有别于单纯的文字描述，读起来朗朗上口，既容易记忆，又避免了枯燥无味，易于提起读者阅读兴趣。全书科学实用，通俗易懂，可以令人耳目一新，便于记忆背诵。

三、校注目的与经过

本次古籍整理，通过仔细的调查研究分析比较，确定对清代医家何景才所著的《外科明隐集》进行系统整理。以在中国中医科学院采集的福善堂刻本为底本，由于该著作较多内容涉及外科著作《外科正宗》《医宗金鉴·外科心法要诀》《疡医大全》，因此将其作为他校本。

在校勘过程中，注者查阅大量工具书及数据库等相关资料，但关于该著作的资料稀缺，几乎无更多直接资料可参考，这都给校注工作带来难度。采用对校、本校、他校、理校等方法，仔细研究书中内容，亦颇有收获，同时也发现原文一些问题。

例如：将作者题字的"辨俗论……皆为百行通矣"及"辨俗歌……庸医俗子怎托空"据内容补入正文卷一中。为方便阅读，注者将专著的自序、他序、医案序及附序均置于目录前。梳理出"目录"，尤其在卷四目录中根据正文内容做了大量补充；在医案目录中，校注者据正文内标题提取加注"第一门…第十门"等内容；并且将原书中"助资序"的内容予以删除。

卷二《外因八风歌》中原作"拆风"。据《灵枢·九宫八风》改为"折风"。《阴虚为患歌》中"久则形衰气尪羸，多在手足指节生。"其"尪羸"应为"尪羸"之误，径改。卷四中"虻人"疑为"蒙人"，同音致误。"川白占"疑为"川白芷"之误。"没多僧"疑为"密陀僧"之误，均在脚注中作了说明。在"治瘀伤必效方"在有关工具书上未查及该字，疑为"努"，已在文内标出脚注以说明。

总 书 目

I

本　草

药征

药鉴

药镜

本草汇

本草便

法古录

食品集

上医本草

山居本草

长沙药解

本经经释

本经疏证

本草分经

本草正义

本草汇笺

本草汇纂

本草发明

本草发挥

本草约言

本草求原

本草明览

本草详节

本草洞诠

本草真诠

本草通玄

本草集要

本草辑要

本草纂要

识病捷法

药性提要

药征续编

药性纂要

药品化义

药理近考

食物本草

食鉴本草

炮炙全书

分类草药性

本经序疏要

本经续疏证

本草经解要

青囊药性赋

分部本草妙用

本草二十四品

本草经疏辑要

本草乘雅半偈

生草药性备要

芷园臆草题药

类经证治本草

神农本草经赞

神农本经会通

神农本经校注

药性分类主治

艺林汇考饮食篇

本草纲目易知录

汤液本草经雅正

新刊药性要略大全

淑景堂改订注释寒热温平药性赋　　临症经验方

方　书

思济堂方书

济世碎金方

医便

揣摩有得集

卫生编

亟斋急应奇方

袖珍方

乾坤生意秘韫

仁术便览

简易普济良方

古方汇精

内外验方秘传

圣济总录

名方类证医书大全

众妙仙方

新编南北经验医方大成

李氏医鉴

医方丛话

临证综合

医方约说

医级

医方便览

医悟

乾坤生意

丹台玉案

悬袖便方

玉机辨症

救急易方

古今医诗

程氏释方

本草权度

集古良方

弄丸心法

摄生总论

医林绳墨

摄生秘剖

医学碎金

辨症良方

医学粹精

活人心法（朱权）

医宗备要

卫生家宝方

医宗宝镜

见心斋药录

医宗撮精

寿世简便集

医经小学

医方大成论

医垒元戎

医方考绳愆

证治要义

鸡峰普济方

松厓医径

饲鹤亭集方

扁鹊心书

IV